祝孩子们都能

茁壮成长

于康

2023.12.30

协和专家
给中国儿童的营养指南

于康——著

浙江科学技术出版社·杭州

序言

营养健康，要从娃娃抓起

健康是幸福生活最重要的指标，如果说幸福生活是"100"，那么健康是"1"，生活中的其他方面是后面的"0"。

当一个孩子呱呱坠地时，我想，孩子的父母对他最大的期待就是一生健康。

健康与饮食密不可分，从食物中获取的营养是生长发育最重要的物质基础。

参加临床营养工作这么多年，我帮助很多患者建立了健康的饮食习惯，同时深切地认识到了一点：

营养健康，真的要从娃娃抓起。

现在，成年人慢性病患病率上升，而慢性病的形成都有一个日积月累的过程，所以越早进行干预越好。

儿童时期是生长发育的黄金时期，从小养成良好的饮食习惯，才能更好地打牢健康地基。可以说，良好的饮食习惯是孩子智力发育、体格发育，乃至一生健康的保障。

目前，我国儿童膳食质量水平普遍提高，但仍存在一些不足。儿童膳食结构不合理、早餐营养质量差、微量元素缺乏、零食选择不合理、超重肥胖率高、慢性病低龄化等问题亟须重视。

当今孩子们所处的饮食环境，与几十年前的饮食环境完全不一样了。爷爷奶奶那一辈人在童年时期要考虑的是温饱问题，而现在大街上各色餐厅林立，小区里外卖骑手来回穿梭，超市里货架上的零食让人眼花缭乱……

我们成年人在高油、高盐、高糖美食的诱惑面前都容易迷失自我，更何况有着弱小身躯的孩子们，他们真的做好准备了吗？

时代变了，我们作为家长，真的需要对这种环境变化做出敏锐的反应，及时帮助孩子们找到恰当的应对策略。

在此，我希望《协和专家给中国儿童的营养指南》这本书能够给家长们提供一些饮食方面的参考，希望祖国的花朵们能够健康茁壮地成长！

于康

2023 年 12 月

目 录

1 儿童三餐 搭配指南

2 轻松搞定儿童餐 "3+1"

3

儿童常见食材
饮食指南

4

儿童膳食营养
补充指南

1

儿童三餐
搭配指南

儿童餐与成人餐
的区别

在儿童营养配餐方面，我认为掌握基本的、重要的原则是很关键的。如果懂得了儿童营养配餐的一些方法和禁忌，我们就可以比较灵活地通过合理饮食帮助孩子塑造强健的体魄，保证孩子每天都有充沛的体力和脑力。

在这一篇里，我们先探讨一下儿童餐和成人餐的区别究竟有哪些。

第一，儿童营养需求与成年人有差异

儿童的活动量、代谢量与成年人是不一样的，因此他们对营养的需求也有自己的特点。

成年人和儿童的营养需求不同，这是因为成年人获取营养主要用于维持生命和一些生理活动，同时还要补充消耗的能量，不存在促进生长发育的问题；而儿童呢，他们正处于生长发育的旺盛期，儿童获取营养除了要维持基础代谢，还必须满足生长发育的需求，除了关注身体发育之外，还要关注智力发育。

生长所需要的能量和营养，与生长的速度是成正比的。如果能量供给不足，那么孩子的发育就可能出现迟缓，甚至可能发生停顿。所以，只有保证全面、均衡、适度的营养供给，才能使儿童的身心得到良好发育。

第二，儿童消化能力与成年人有差异

儿童胃肠道的蠕动能力（胃动力）比成年人弱，分泌的消化液也不如成年人多，消化能力也就不像成年人那么强。

儿童一般在 6 岁左右才萌出第一颗恒牙（第一磨牙），所以学龄前儿童的咀嚼能力也不及成年人。因此，家长在食材的选择和加工上要特别注意，以防孩子消化不良。

有些家长说孩子容易积食，这跟上面说的也是有关系的。比如，我们总认为多吃粗粮对身体有益，但粗粮难以消化。如果给孩子吃纯的粗粮饭，导致胃排空时间比较长，就可能引发孩子消化不良。同时，粗粮中含有的纤维及植酸等物质，还可能会干扰到钙、铁、锌这些营养物质的吸收，吃太多粗粮对孩子的发育不见得是有利的。因此，要做到粗细搭配，这一点对孩子比对成年人更有意义。比如，把大米跟小米混搭成二米饭、二米粥，对孩子的消化吸收会更有利。

第三，儿童对于糖的需求量更少

我们的一些经典菜肴，口味是偏甜的。这些菜肴里究竟有多少糖呢？比如，把一盘 400 克的番茄炒鸡蛋做成甜口的，需要放多少糖呢？一般要放 20 克左右甚至更多的糖。而《中国居民膳食指南（2022）》（后文简称为"膳食指南"）建议，成年人每天的添加糖摄入

量不要超过 50 克。而对于儿童而言，这个数值应该更低。

世界卫生组织提出，禁止食品生产商在 3 岁以下婴幼儿食品及饮料中添加游离糖。这里的"糖"包括哪些呢？有我们平时做菜添加的白糖，孩子爱吃的麦芽糖，以及我们常见的一些单糖，如葡萄糖、果糖等。另外，还有存在于糖浆、果汁、蜂蜜里的那些看不见的、没有添加但实际存在的糖。

糖吃多了，对孩子会有什么影响？

首先，会导致孩子的牙齿受损，特别是在吃了糖以后又不好好刷牙的情况下。

其次，糖只能供给热量，没有其他的营养物质。糖吃多了还会影响食欲，减少孩子对其他营养元素的摄入，从而可能造成孩子出现营养不良等问题。

最后，大量吃糖后，孩子会出现肥胖问题。孩子长大后，容易继续肥胖，与之相关的高脂血症、糖尿病等慢性病的发病风险也会随之增加。

所以，千万别让孩子养成爱吃甜食的习惯，家长在控糖方面一定要把好关。

在准备儿童餐的时候，家长需要注意尽量少准备放糖比较多的菜肴，像糖醋里脊、拔丝红薯、锅包肉等，这些高糖菜式对孩子而言都是不适合的。

还有一些零食或小吃，如老北京的炒红果，添加了不少的白糖、蜂蜜，给孩子吃就不太合适了。

另外，家里自制一些烘烤的面包、饼干时，也要特别注意，不要添加太多的白糖、巧克力和蜂蜜，避免孩子摄入过多糖分。

第四，儿童对于盐的需求量更少

我们国家建议轻体力活动的一般成年人每天的盐摄入总量不要超过 5 克，不到一啤酒瓶盖，但实际上很多人每天的盐摄入量会超过 10克，甚至 12 克。而膳食指南也提出，儿童的食盐摄入量要比成年人少，2 ～ 3 岁儿童每天的盐摄入量应少于 2 克，4 ～ 6 岁儿童每天的盐摄入量少于 3 克，7 ～ 10 岁儿童每天的盐摄入量应少于 4 克。11 岁以上的孩子的建议摄入量跟成年人一样，是每天少于 5 克。

所以，给儿童控盐是很关键的。盐摄入量过多，会导致孩子体内钙的流失，影响孩子的身高。同时，还会影响微量元素锌的吸收。严重缺锌可能导致儿童生长发育迟缓，智力发育比较落后，等等。还有，盐吃多了会导致肾脏负担加重，胃黏膜受损，等等。

在此希望大家更加注意给孩子控盐这件事。炒菜时尽量控盐，同时也要警惕一些"看不见的盐"，比如一根火腿肠就有 2.8 克盐。如果给儿童吃太多的加工肉类或者含盐的袋装食品，就可能造成孩子的盐摄入量偏多。

第五，偏食、挑食要注意

儿童正处于长身体的阶段，挑食、偏食可能会影响儿童的生长发育，这就要求家长在准备食物时多花一些心思，找一些技巧，从小培养孩子多样化饮食的习惯。这一内容后文会展开来说。

第六，儿童饮食安全问题要注意

关于儿童的饮食，还有一些安全问题需要家长注意。

比如，在吃饭的时候，要阻止孩子打闹、说笑等，因为这些行为会引起孩子呛咳。

又如，要注意儿童的饮食安全，避免吃刺比较多的鱼，否则可能会造成孩子被鱼刺刺伤。还有一些体积大的深海鱼，例如大耳马鲛、大目金枪鱼等，可能含有汞等重金属。汞对神经系统的损害是永久性的，且对小孩子的影响会比成年人更大，这也是家长要加以注意的。

此外，要特别注意孩子食物过敏的问题，我们常见的奶类、蛋类、花生、小麦、大豆、鱼类，都可能引起孩子过敏。一旦出现过敏症状，尤其是情况比较严重的，要及时到医院去诊治。

第七，根据年龄段搭配食物

不同年龄段儿童的食物摄入量是不一样的。

我们把食物分成五大类——谷薯类、蔬菜水果类、畜禽蛋奶类、大豆坚果类和油脂类。不同年龄段的建议摄入量，可以参考下列表格数据。

我们要强调一下，以下表格中提到的克数，指的都是生重。大家可以自己去做一个实验，称一下就会发现，食物变熟以后重量会增加。比如生重 50 克的大米，煮熟后约有 130 克。这个大家要注意。

不同人群谷薯类食物建议摄入量

食物类别	单位	幼儿		儿童青少年			成年人	
		2～3岁	4～6岁	7～10岁	11～13岁	14～17岁	18～64岁	65岁～
谷类	克/天	85～100	100～150	150～200	225～250	250～300	200～300	200～250
——其中全谷物和杂豆类	克/天	适量		30～70		50～100	50～150	50～150

食物类别	单位	幼儿		儿童青少年			成年人	
		2 ~ 3 岁	4 ~ 6 岁	7 ~ 10 岁	11 ~ 13 岁	14 ~ 17 岁	18 ~ 64 岁	65 岁 ~
薯类	克 / 天	适量		25 ~ 50		50 ~ 100	50 ~ 100	50 ~ 75

资料来源:《中国居民膳食指南（2022）》。

注: 能量需要量水平计算按照 2 ~ 3 岁（1000 ~ 1200 千卡 / 天[①]），4 ~ 6 岁（1200 ~ 1400 千卡 / 天），7 ~ 10 岁（1400 ~ 1600 千卡 / 天），11 ~ 13 岁（1800 ~ 2000 千卡 / 天），14 ~ 17 岁（2000 ~ 2400 千卡 / 天），18 ~ 64 岁（1600 ~ 2400 千卡 / 天），65 岁~（1600 ~ 2000 千卡 / 天）。

不同人群蔬菜、水果、奶类、大豆、坚果类食物建议摄入量

食物类别	单位	幼儿		儿童青少年			成年人	
		2 ~ 3 岁	4 ~ 6 岁	7 ~ 10 岁	11 ~ 13 岁	14 ~ 17 岁	18 ~ 64 岁	65 岁 ~
蔬菜	克 / 天	150 ~ 250	200 ~ 300	300	400 ~ 450	450 ~ 500	300 ~ 500	300 ~ 450
水果	克 / 天	100 ~ 200	150~ 200	150 ~ 200	200 ~ 300	300 ~ 350	200 ~ 350	200 ~ 300
奶类	克 / 天	500	350 ~ 500	300	300	300	300	300
大豆	克 / 周	35 ~ 105	105	105	105	105 ~ 175	105 ~ 175	105
坚果	克 / 周	/	/	/	50 ~ 70			

资料来源:《中国居民膳食指南（2022）》。

注: 能量需要量水平计算按照 2 ~ 3 岁（1000 ~ 1200 千卡 / 天），4 ~ 6 岁（1200 ~ 1400 千卡 / 天），7 ~ 10 岁（1400 ~ 1600 千卡 / 天），11 ~ 13 岁（1800 ~ 2000 千卡 / 天），14 ~ 17 岁（2000 ~ 2400 千卡 / 天），18 ~ 64 岁（1600 ~ 2400 千卡 / 天），65 岁~（1600 ~ 2000 千卡 / 天）。

---

① 1 卡路里 ≈ 4.18 焦耳，1 千卡 ≈ 4.18 千焦。为方便阅读，全书使用卡路里或千卡作为能量单位。

不同人群动物性食物建议摄入量

食物类别	单位	幼儿		儿童青少年			成年人	
		2 ~ 3 岁	4 ~ 6 岁	7 ~ 10 岁	11 ~ 13 岁	14 ~ 17 岁	18 ~ 64 岁	65 岁 ~
总量	克/天	50 ~ 70	70 ~ 105	105 ~ 120	140 ~ 150	150 ~ 200	120 ~ 200	120 ~ 150
禽畜肉	克/周	105 ~ 175	175 ~ 280	280	350	350 ~ 525	280 ~ 525	280 ~ 350
蛋类	克/周	140 ~ 175	175	175 ~ 280	280 ~ 350	350	280 ~ 350	280 ~ 350
水产品	克/周	105 ~ 140	140 ~ 280	280	350	350 ~ 525	280 ~ 525	280 ~ 350

资料来源:《中国居民膳食指南（2022）》。

注：能量需要量水平计算按照2 ~ 3岁（1000 ~ 1400千卡/天），4 ~ 6岁（1200 ~ 1400千卡/天），7 ~ 10岁（1400 ~ 1600千卡/天），11 ~ 13岁（1800 ~ 2000千卡/天），14 ~ 17岁（2000 ~ 2400千卡/天），18 ~ 64岁（1600 ~ 2400千卡/天），65岁~（1600 ~ 2000千卡/天）。

不同人群食盐、烹调油、添加糖推荐摄入量

单位：克/天

项目	幼儿		儿童			成年人	
	2 ~ 3 岁	4 ~ 6 岁	7 ~ 10 岁	11 ~ 13 岁	14 ~ 17 岁	18 ~ 64 岁	65 岁 ~
食盐	< 2	< 3	< 4	< 5	< 5	< 5	< 5
烹调油	15 ~ 20	20 ~ 25	20 ~ 25	25 ~ 30		25 ~ 30*	
添加糖	—		< 50，最好 < 25；不喝或少喝含糖饮料				

资料来源:《中国居民膳食指南（2022）》。

注：带 * 表示轻身体活动水平。

早餐：身体基础要打好

孩子们上学很早，有的中学生 7 点半就要到教室早读了。有些孩子早上起不来，快迟到了才爬起来去上学，正因为这样，很多孩子来不及、不愿意吃早餐。

首先，对于孩子不吃早餐这个问题，家长一定要给予足够的重视。为什么？因为早餐距离上一顿饭的时间（就是头一天的晚餐）一般有 10 小时以上，即使孩子头一天夜里可能吃了点儿夜宵，但是经过一夜的时间，能量消耗也很大了。

这个时候，一顿营养的早餐，可以给孩子的身体及时补充营养和能量，为孩子的身体和智力发育提供一些非常关键的营养物质。

其次，孩子如果不吃早餐或者吃得质量很差，能量不能及时得到补充，就会消耗体内的蛋白质，还可能会引起胃肠道功能紊乱。长期如此，甚至还会导致孩子患胆囊疾病的风险增高、抵抗力变差、生长发育受影响等。

有些孩子，特别是一些爱美的女孩子认为，早餐吃多了可能容易胖，还有很多家长也有这方面的担心。但实际上，不吃早餐反而更容易导致肥胖。因为如果不吃早餐的话，人体对午餐的吸收率可增长30%～35%，反而容易造成能量过剩，导致肥胖。

最后，不吃早餐有可能导致孩子精力不集中，影响整体的学习成绩。有调查显示，凡是坚持吃早餐并且吃得好的学生，他的智力和身体发育总体都比较好，精力比较充沛，学习效率也更高。有统计显示，14%的小学生由于早饭吃不好，在上第二节课的时候会产生明显的饥饿感。如果再加上紧张的脑力活动或者大运动量的体育课，孩子就会四肢无力甚至思维迟钝，有的甚至还会出现低血糖。

所以，早餐跟孩子的学习效率、学习成绩，以及整体的身体健康是息息相关的。早餐一定要吃，而且一定要吃好。

那么，有几个问题，先给大家解释清楚。

吃早餐的最佳时间是什么时候

吃早餐的最佳时间，对成年人来说，最好安排在7点到9点；对于上学较早的孩子而言，应在6点半到7点半。

当然，周末也要尽量保持吃早餐的习惯。有的孩子因为周末不上学，作息时间就被打乱了，可能会一觉睡到日上三竿。但是要注意，胃肠道最怕遇到这种不守时、不规律的情况，生物钟一旦出现紊乱，肠道的菌群也容易出现紊乱，人体消化吸收食物的过程就会出现问题。时间长了，还可能引发胃里出现一些病变，包括胃炎、胃溃疡等。

还有的孩子，早上来不及吃，会在课间匆匆吃完早餐。如果早餐吃得偏晚，就要注意食量。因为早餐与午餐时间偏近的话，可能会影响午餐的食欲。这样，早餐和午餐都吃不好，就可能导致孩子在下午的时候出现饥饿感，进而导致在晚上进食量变大，加上晚上活动偏少，就容易造成肥胖。

所以，早餐跟午餐之间，最好间隔 4 ~ 5 小时，这个时间不要缩得过短。

儿童的早餐要怎么合理搭配呢

曾有调查显示，我国居民早餐营养不足的比例高达八成，在 6 ~ 12 岁的人群中，这个比例高达 82.2%。可见，在这方面，我们的家长注意得还不够。所以，我们在这里提出一个重要的概念，就是早餐摄入的营养，特别是能量，要占全天总量的 1/3 左右，最少要在 1/4 以上。

我们现在倡导食物多样化，一天吃的食物种类要达到 12 种以上。那么，早餐包含的食物就至少要有 3 种，最好能达到 5 ~ 6 种。这些食物包括哪些呢？

第一点，早餐必须有主食，这是基础。主食可以换着花样吃，比如低糖的杂粮面包、馒头、花卷、面条等。但是，希望大家尽量不要吃油炸主食，比如传统早餐中的油饼、油条等。

光吃主食，显然是不够的。有的家长给孩子吃点小花卷，然后加碗粥，就算早餐了。但这些都是碳水化合物[①]，显然不合适。所以，第二点就是，早餐必须要有蛋白质和脂肪。

---

① 碳水化合物包括糖类（淀粉、葡萄糖、果糖、蔗糖等）及膳食纤维，但在日常有关营养的表述中，人们往往用碳水化合物指代淀粉、葡萄糖、蔗糖等糖类，不包括膳食纤维。为与日常表达一致，本书沿用了这一日常惯例说法。

我们在吃主食的同时，最好再加上蛋类食物。年龄大一点儿的孩子，一天吃一个鸡蛋就够了，再多，意义也不大，反而容易造成胆固醇摄入总量偏高。同时，孩子饭量还可以的话，可以再加一袋牛奶，应以全脂牛奶为主，也可以交替喝酸奶或者是豆浆。这样可以保证优质蛋白质的摄入。

当然，有些家长会问："早上给孩子吃几个肉包子行不行？"包子提供了一些肉类，也是可行的。也有的家长添加一些豆制品或者酱牛肉作为早餐蛋白质和能量的补充，有荤有素，这也是可行的。

在这里必须强调，外界传说的"牛奶鸡蛋不能一起吃""牛奶跟豆浆不能一起喝"等说法统统都是站不住脚的，完全没有科学依据。

所以，只要孩子愿意，这些食物一起吃是没有任何问题的。作为合理的营养搭配，刚才讲的这几类食物都是应该在早餐的时候给孩子提供的。

第三点，如果有时间的话，做早餐时，可以给孩子烹制一些蔬菜。不管是凉拌的还是热炒的，都是可以的。比如番茄、黄瓜、生菜等，这些蔬菜烹饪起来并不会花费太多时间。

当然，如果家长早上实在没时间，也可以给孩子准备一些水果。但并不是在早上吃，而是放在两餐之间，在上午作为加餐吃。我们鼓励一天中给孩子的食物包含蔬菜、水果，而不是以蔬菜代替水果，或者以水果代替蔬菜，这都是不可取的。

还有一点，有些家长喜欢早上给孩子做一点粥，如小米粥、黑米粥等，这都是可行的。早餐的搭配只要做到丰富多彩，主食（粗粮＋细粮）和高蛋白搭配、干的和稀的搭配、动物性食品和蔬菜类食品搭配，就可以给孩子提供完整营养，希望家长们参考。

尽量避免油炸主食

关于油炸的主食，比如油饼、油条等，不是说孩子绝对不能吃，而是如果摄入量大了，孩子摄入的能量就会过高。同时，油饼、油条在制作过程中会产生不健康的物质。比如，淀粉在高温下会产生丙烯酰胺；而一些不饱和脂肪酸丰富的植物油在高温煎炸时会产生反式脂肪酸。丙烯酰胺属于2A类致癌物，已经被证实会引起实验动物患癌症，虽然其对人类有致癌性的证据还有限，但目前不排除这个可能；而反式脂肪酸会影响孩子的生长发育。

所以，建议家长们在为孩子准备早餐时尽量避免这些油炸食品，千万不要让孩子产生"没有油条、油饼，我就不吃早饭"的心理。如果孩子已经养成了这种习惯，那就一定要向健康的早餐搭配模式慢慢靠拢，进而养成良好的饮食习惯。

希望家长朋友们从现在开始，高度重视孩子们的早餐问题，给孩子制备丰富的、营养架构合理的早餐。也希望您的孩子从小就养成认真吃早餐、享受早餐的良好饮食习惯，毕竟这对他整体的身体发育和智力发育都会产生非常重要的影响。

营养饮食小知识:
隔夜饭菜有风险

有些家长习惯在前一天晚上多做一些饭菜,第二天早上直接加热一下给孩子吃。这样比较省时省力,毕竟早上起床后的时间并不那么充裕。

那么,这种做法健康吗?听说隔夜菜会致癌,是真的吗?

可以肯定地说,在通常情况下,剩饭剩菜中产生的亚硝酸盐不足以致癌,因为谈毒性前要考虑剂量。

但要注意的是,隔夜菜中亚硝酸盐的产生量与食物种类以及存放条件有关。为孩子的健康着想,以下 3 种隔夜菜最好不要给孩子吃,否则长此以往,不利于健康。

1. 绿叶蔬菜

绿叶蔬菜在存放过程中产生的亚硝酸盐比肉类要多。隔夜的绿叶蔬菜,不仅营养价值损失严重,而且其亚硝酸盐生成量会随着储藏时间的延长以及温度的升高而增多，即使加热也不能去除。

此外，随着反复加热，绿叶菜中的一些营养（比如维生素C、叶酸等），也会有所流失。孩子正是长身体的时候，应尽量保证营养供应充足。尤其有些孩子还存在偏食、挑食的情况，家长就更要注意在烹制时减少营养的损失了。

所以，烹制绿叶蔬菜，每次不要做太多，最好一次性吃完。如果实在吃不完，一般来说在同一天隔顿吃是可以的，但尽量不要隔夜吃。

如果家长想多做一些蔬菜供第二天食用，可以选择冬瓜、西葫芦、南瓜、豆角、黄瓜、番茄、茄子、洋葱之类的蔬菜，这类蔬菜亚硝酸盐含量较低。

另外，被翻动过的菜品比未被翻动过的菜品在存放过程中产生的亚硝酸盐要多。如果想留着隔夜吃，注意要用未使用过的干净筷子先将炒好的菜分装进饭盒，然后把饭盒盖轻搭在盒上，避免空气中的细菌进入盒内。待饭菜晾至室温后，再把饭盒密封好，立即放入冰箱冷藏保存。吃之前要彻底加热。

2. 木耳、银耳等

久放的黑木耳、银耳，湿润的河粉、米粉、发酵玉米面等谷类发酵制品，以及马铃薯粉条、甘薯面、山芋淀粉等易变质的薯类制品，易感染椰毒假单胞菌，并产生一种叫作"米酵菌酸的毒素"。

米酵菌酸的耐热性极强，普通烹煮方法都不能破坏其毒性，人进食后易发生中毒，重则死亡。

前几年就有新闻报道提到过，一位妈妈用泡发两天的黑木耳做了凉拌菜，结果一家三口均发生食物中毒，其7岁的女儿出现多器官衰竭，非常令人惋惜。

因此，对于上述食品，为了稳妥起见，不要隔夜食用。在泡发木耳、银耳之前应检查其感官性状，如发现受潮变质则不应食用。吃多少就泡多少，泡发时间也不宜过长，用热水浸泡可以缩短泡发时间。

3. 凉拌菜

大部分的凉拌菜都由生冷蔬果组成，没有经过高温加热，如果放置时间过长，就容易滋生细菌。

尤其要注意的是，如果家里冰箱清洁不到位，凉拌菜在冰箱里放置时还可能被李斯特菌污染。李斯特菌耐低温，有"冰箱杀手"之称。李斯特菌感染是所有食源性细菌感染中病死率最高的疾病之一。免疫功能低下的人，比如老人、孩子、孕妇等，更容易感染这种菌，重症者可患败血症、脑膜炎等疾病。

食物中心的温度达到 70℃以上，且持续加热 5 分钟，是可以杀灭李斯特菌的。但对于隔夜凉拌菜，人们往往是直接吃掉，而不会加热，这就增加了感染李斯特菌的风险。

因此，凉拌菜应现做现吃，吃多少做多少，不要将隔夜凉拌菜给孩子作为早餐食用。制作凉拌菜前，需把蔬菜清洗干净。对于可以焯烫的蔬果，也可以用开水焯烫一下，再进行后续制作。

总的来说，剩饭剩菜只要保存良好，是可以隔顿吃的。早饭剩下的中午吃完，中午剩下的晚上吃完，尽量在 6 小时内吃完就可以。剩饭剩菜一定要彻底加热才更加安全。

看到这里，有些家长会比较为难，如果早餐全都现做的话，根本来不及准备。其实，杂粮饭、杂豆、馒头、花卷等富含淀粉的食品，可以放凉后密封好，放进冰箱冷冻室保存。在密封馒头和花卷时，要尽量挤出里面的空气，以免水分流失。只要及时密封好，冷冻半个月是没问题的，吃的时候上锅蒸一下就行。在蒸锅加热时，家长们还可以顺便给孩子蒸一个鸡蛋、几只大虾，或者一些薯类，这样就可以节约一部分烹调时间。

如果日常不得不吃一些反复加热的剩菜，平时就要注意多吃一些新鲜的水果和蔬菜，以弥补剩菜在反复加热过程中损失的维生素 C，而且补充维生素 C 也有助于减轻亚硝酸盐带来的危害。

午餐：黄金三角少不了

经过一上午的学习以及体育课的运动，孩子的脑力和体力都有消耗。到中午的时候，孩子会有明显的饥饿感，胃口大开，食欲非常好。这个时候，午餐就会起到一个非常重要的作用。我们给它四个字，叫"承上启下"——既弥补上午的消耗，同时又为下午提供重要的能量和营养物质。

在学校里，午餐的时间通常是在中午 12 点前后。对于一些不吃加餐的孩子，午餐的能量要占到全天总摄入能量的 35% ~ 40%，这个能量比例在三餐里可以说是最高的，所以我们一定要把午餐吃好。

午餐要吃好，就需要注意午餐搭配的"黄金铁三角"，下面这三样一样都不能少。

黄金铁三角之一：主食

第一，午餐要有适量的主食。

没有主食作基础，所有的营养都谈不上。主食含有丰富的碳水化合物，是人体所需能量最经济、最重要的食物来源，也是提供 B 族维生素、矿物质、膳食纤维和蛋白质的重要食物。那么，午餐中的主食，需要具备哪些特点呢？

要尽量做到粗细搭配。给孩子大量吃粗粮或者全部吃细粮都是不可取的。午餐的主食，大概 1/3 是粗粮、2/3 是细粮即可，粗细搭配是一种非常推荐的模式。粗粮的好处之一在于，它可以提供一定量的膳食纤维。同时，它可以促进我们的肠道蠕动，对于改善孩子的胃肠道动力也是比较有帮助的。

但是，正是因为粗粮有一定的膳食纤维，需要的胃排空时间长，所以如果量太大了，反而容易造成孩子的消化功能受限，就是所谓的积食。所以，对于上了小学的孩子们来说，粗粮一般控制在主食的 1/3 左右是比较适宜的，学龄前儿童对粗粮的食用量则要更少。

膳食指南建议，2 ~ 5 岁的孩子，适量摄入全谷类、杂豆和薯类就可以了，具体要看孩子的耐受情况。如果孩子消化功能比较弱，吃不了粗粮，可以尝试粗粮细作，比如将玉米加工成很细的玉米面，少量逐渐增加粗粮的摄入量，这样孩子对粗粮的接受能力也会提升。当然，如果孩子出现了便秘等情况，粗粮以及后边我们要提到的蔬菜可以适当增量。

小学阶段的孩子，可以增加一点全谷类和杂豆类的摄入量，总量控制在每天 30 ~ 70 克。薯类，比如山药、土豆、红薯、芋头等食物可以控制在每天 25 ~ 50 克。主食互相替换，可以使孩子整体的营养架构得到提升。家长们日常准备主食时，可以灵活搭配，不建议长期只给孩子吃一种主食。可以选择白米加黑米做成的二米饭，普通的白面加上玉米面做成的金银卷，另外还有佛手包、玉米窝头、杂粮枣饼、紫米馒头、红豆包、绿豆羹、蒸紫薯、煮玉米等。丰富的主食颜色也有助于让孩子们有更好的食欲。

另外还要强调两点，希望大家注意。

一是有些孩子不太爱吃主食，把一些肉类或者蔬菜、水果当作食物的主体。但在膳食宝塔图上，底座就是主食（见下图）。如果没有了作为能量基础的主食，整体的能量营养架构就会崩塌。所以这是不合理的。

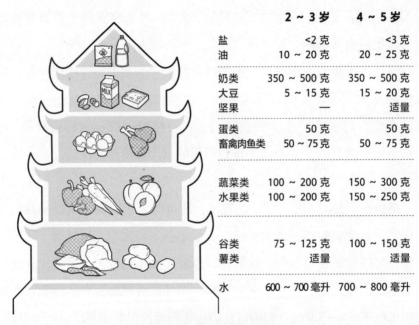

	2 ~ 3 岁	4 ~ 5 岁
盐	<2 克	<3 克
油	10 ~ 20 克	20 ~ 25 克
奶类	350 ~ 500 克	350 ~ 500 克
大豆	5 ~ 15 克	15 ~ 20 克
坚果	—	适量
蛋类	50 克	50 克
畜禽肉鱼类	50 ~ 75 克	50 ~ 75 克
蔬菜类	100 ~ 200 克	150 ~ 300 克
水果类	100 ~ 200 克	150 ~ 250 克
谷类	75 ~ 125 克	100 ~ 150 克
薯类	适量	适量
水	600 ~ 700 毫升	700 ~ 800 毫升

学龄前儿童平衡膳食宝塔
资料来源：中国居民膳食指南官方网站。

二是有些家长给孩子准备的主食量太大，这样孩子吃的副食量就比较小，孩子容易养成从小爱吃主食的习惯。这样的话，有可能造成其能量摄入过多，从而增加肥胖的风险。所以，主食要适量，过多或过少都不宜，这一点希望大家特别关注。

协和专家给中国儿童的营养指南

黄金铁三角之二：动物性食品

第二，午餐要有动物性食品。

午餐是补充蛋白质的一个重要时机，食用动物性食品是补充蛋白质最好的方式。

有些家长问："是不是选择吃豆腐更好、更完全？"我认为这种说法不对。因为豆腐虽然也含有比较优质的蛋白质，但是这种植物蛋白在营养价值上远不及动物蛋白。所以，利用午餐时间，可以让孩子摄入适量的肉类、蛋类等重要的优质蛋白质。

还有的家长问："孩子早上已经吃过一个鸡蛋了，午餐再吃鸡蛋，没问题吗？"我认为，只要不是顿顿午餐都吃鸡蛋，偶尔一天吃两个鸡蛋对于小学生而言是完全可行的。

黄金铁三角之三：蔬菜

第三，午餐一定要有蔬菜。

这一点，我认为很多家长容易疏忽。因为家长们知道主食、肉的重要性，但是有的时候就忘了，其实蔬菜也是午餐最核心的构成元素之一。也有些情况是孩子偏食，不爱吃蔬菜，于是家长给孩子准备的蔬菜就偏少。

大家注意，我们必须培养孩子从小吃蔬菜的习惯，而午餐就是培养这种习惯最重要的一餐。

那么，我们对于午餐的蔬菜有什么要求呢？首先，孩子的蔬菜摄入量比起成年人要少一点。成年人每天的推荐量是生重 300～500 克，孩子适当减少即可。具体食用量可以参照下页表格中的数值。

不同人群蔬菜建议摄入量

食物类别	单位	幼儿		儿童青少年			成年人	
		2 ~ 3 岁	4 ~ 6 岁	7 ~ 10 岁	11 ~ 13 岁	14 ~ 17 岁	18 ~ 64 岁	65 岁 ~
蔬菜	克 / 天	150 ~ 250	200 ~ 300	300	400 ~ 450	450 ~ 500	300 ~ 500	300 ~ 450

资料来源：《中国居民膳食指南（2022）》。

注：能量需要量水平计算按照 2 ~ 3 岁（1000 ~ 1200 千卡 / 天），4 ~ 6 岁（1200 ~ 1400 千卡 / 天），7 ~ 10 岁（1400 ~ 1600 千卡 / 天），11 ~ 13 岁（1800 ~ 2000 千卡 / 天），14 ~ 17 岁（2000 ~ 2400 千卡 / 天），18 ~ 64 岁（1600 ~ 2400 千卡 / 天），65 岁 ~（1600 ~ 2000 千卡 / 天）。

午餐的蔬菜也要强调丰富性。

就是在这一餐里，最少要有两种蔬菜。一个是绿叶蔬菜，比如芹菜、菠菜、小油菜，这些绿叶蔬菜可以作为基础选择。同时，还要有一个深色的菜，比如彩椒、紫甘蓝、茄子、南瓜、番茄、胡萝卜等。当然，大家可以灵活搭配。蔬菜的种类越丰富，色彩搭配得越多，营养价值就会越高。所以，只有选择了五颜六色的蔬菜，我们的孩子摄入营养的完整性才能得到保证。

另外要注意，在我们中式的菜肴里，土豆、山药、芋头、藕是被当作蔬菜的，但实际上它们不是菜，而是淀粉含量比较高的根茎类食物，应该被当作主食。有些家长喜欢把它们作为菜肴提供给孩子，这样做不是不行，但是要注意控制总量，土豆丝盖饭这种搭配就不太合理。如果要食用土豆等富含淀粉的食材，其他精细主食的量就要适当减少，否则就有可能造成孩子的总体能量摄入偏多。

最后，我们总结一下午餐搭配的黄金铁三角：主食、动物性食品以及蔬菜。这三种食材构成了完整、合理的一顿营养午餐（见下图）。

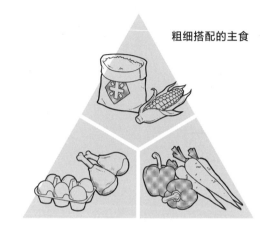

粗细搭配的主食

富含优质蛋白质的动物性食品　　多彩的蔬菜

午餐黄金铁三角

晚餐：荤素比例
很重要

吃晚餐的合理时间是什么时候

首先跟大家谈一谈吃晚餐的时间。

晚餐跟午餐的合理间隔时间是 5 ~ 6 小时。对孩子而言，中间可能需要吃一点加餐。晚餐距离夜间睡眠的合理间隔时间大概是 4 小时，这样可以让食物有充分的时间进行消化。

建议家长们将晚餐时间安排在下午 5 点半到晚上 7 点半。晚上 8 点以后，除了喝水之外，最好不要让孩子再吃任何东西，喝奶也尽量安排在晚上 8 点之前。尽量不要让孩子养成吃夜宵的习惯，也不要让孩子过晚吃晚餐。

为什么呢？因为如果晚餐和上床睡觉的时间相隔太近的话，孩子在晚上睡觉时，胃里就可能还有食物没有消化。这样不仅影响睡眠，还可能造成孩子的胃肠道出现积食。所以，一定要帮孩子养成早点儿吃晚餐的习惯。

如果家长下班确实很晚，结合实际情况，可以提前一天把菜买好。一般情况下，绿叶蔬菜可以在冰箱里保存三天左右，其他蔬菜一周之内吃完是没有问题的。

年龄大一些的孩子，在保证安全的前提之下，可以一起参与到食品的选择和制备之中。这也是膳食指南推荐的做法。这样既能提高做饭的效率，让孩子更早一些吃上晚餐，又能增加亲子互动的时间，有利于增进孩子对食物的认知以及对烹调的喜爱。

同时，家长应注意让孩子和家人一起进餐，并给他留有一个固定的餐位，让孩子将注意力集中在吃饭这件事上。千万不要让孩子养成一边吃，一边玩，一边看动画片的习惯。

一顿晚餐，最好在 30 分钟内吃完。要让孩子充分地咀嚼、细嚼慢咽，千万别狼吞虎咽。如果本来该 20 分钟吃完的饭，在 5 分钟内就吃完了，很容易造成孩子此后出现胃肠道不适，也容易使孩子饭量过大，从而对健康产生不利的影响。

一些低龄的孩子如果狼吞虎咽，还有可能出现食物进入气道引起窒息的情况，因此更要让孩子养成细嚼慢咽的习惯。有时候，家长吃饭快，孩子不知不觉也会跟上家长的进餐速度，所以家长自己也要做好榜样。

晚餐如何营养搭配

我们再来说一说晚餐的搭配。

晚餐的能量应该低于午餐，跟早餐的能量相似，占全天总能量的 30% 左右。

有些孩子的午餐是在学校食堂吃的，营养不是特别全面，那么晚餐就是查漏补缺的一顿饭。现在，有些学校会把食谱公示出来，家长们可以特别留意一下，以提前做好安排。

比如，对于畜禽鱼蛋这一大类动物性食品，我建议每天至少吃三种，而蔬菜每天也要不少于三种（见下表）。如果发现中午和早上没有吃够这个标准，晚餐的时候就要补上。

尤其是豆制品，有些学校不会天天提供豆腐或者豆浆，这时候就可以在晚餐中加一点豆腐。如果孩子的消化功能没问题，且学校中午没有粗粮，那么晚餐也可以给孩子安排一点粗粮。如果担心孩子晚上吃粗粮不太好消化，也可以把粗粮安排在早餐，或者粗粮细作，家长可以灵活掌握。

晚餐的食材种类尽量不要跟午餐和早餐重复。比如孩子午餐吃的是猪肉，那么晚上可以改成鸡、鸭、牛、鱼等肉类，以提高一天中所摄入食物的丰富性。

建议摄入的主要食物种类数

单位：种

食物类别	平均每天摄入的种类数	每周至少摄入的种类数
谷类、薯类、杂豆类	3	5
蔬菜、水果类	4	10
畜、禽、鱼、蛋类	3	5
奶、大豆、坚果类	2	5
合计	12	25

资料来源：《中国居民膳食指南（2022）》。

注：未包括油和调味品。

常见蔬菜种类

蔬菜种类	举例
叶、花和嫩茎类	油菜、菠菜、菜花、青菜、芹菜、竹笋
根茎类和薯芋类	白萝卜、胡萝卜、甜菜头、芋头、山药
茄果类	南瓜、胡瓜、茄子、番茄、青椒
鲜豆类	菜豆、豌豆、扁豆、蚕豆、长豆角
葱蒜类	大蒜、大葱、青葱、韭菜、洋葱
水生蔬菜类	藕、茭白、慈姑、菱角
菌藻类	香菇、平菇、木耳、银耳
	海带、裙带菜、紫菜
其他	树生菜如香椿、槐花等；野菜如苜蓿、荠菜等

资料来源：《中国居民膳食指南（2022）》。

晚餐重要原则：清淡至上

晚餐还要遵循一个重要的原则——清淡至上。清淡并非指不能吃肉，重点是不要太油腻，要控制好油、盐、糖的摄入量。适量吃一些好消化的瘦肉、水产是可以的，但要尽量不吃肥肉，不喝脂肪含量高的浓肉汤，不吃蛋糕、油酥面包、巧克力等食物。

有的家长会问："三餐不都是吃饭吗，为什么偏偏晚餐要强调清淡呢？"

这是因为人们白天会活动，可以消耗进食所摄入的热量，也可以及时补充水分。如果吃咸了，你会感到非常渴，想喝大量的水来解渴。这就是人体给出的求救信号，告诉人要及时补充水分来稀释血液。

而在晚餐后，人体的活动量相对减少。夜间，人体消化食物同样需要消耗水分，但人入睡后往往一整夜都不再喝水，无法给身体及时补充水分。此时，人们又是静躺在床上，血流速度也会放缓。在这种情况下，如果晚餐吃得太油腻，就会导致血液过于黏稠，这显然对血管是不好的。久而久之，孩子将来患慢性病的风险也会增加。

所以，要让孩子从小形成晚餐要清淡的意识。晚餐必须要有蔬菜，而且量不能太少。对于学龄儿童，晚餐的蔬菜量最少也不要低于100克（生重）。当然，年龄大一点儿的孩子如果饭量好、能耐受的话，晚餐的蔬菜吃到200克也是可以的。对于三口之家来说，全家一天需要购买1～1.5千克新鲜蔬菜，把它们均匀地分布在一日三餐之中。晚餐至少应该有两个不同的蔬菜类菜肴，这些菜肴还要尽量与孩子在学校吃的午餐不同。

在蔬菜的选择上，我建议深色蔬菜一定不能少。深色蔬菜因其胡萝卜素含量较高，是我国居民植物性维生素 A 的主要来源。除此之外，深色蔬菜还含有一些有益健康的植物化学物[1]。所以，深色蔬菜的摄入量应该占整个蔬菜摄入量的一半甚至更高。

什么叫深色蔬菜？

像深绿色的、红色的、橘红色的、紫红色的等非白色或浅色的蔬菜都是深色蔬菜，比如紫甘蓝、西蓝花、胡萝卜等。

此外，十字花科蔬菜中也含有很丰富的营养物质。圆白菜、菜花、白菜、萝卜等蔬菜都属于十字花科蔬菜，家长们也应该让孩子养成爱吃这些蔬菜的习惯。

另外，还有一些鲜豆类食品（如毛豆、豌豆等）富含 B 族维生素

---

[1] 所谓植物化学物，是指来自植物性食物的生物活性成分，比如多酚、类胡萝卜素、萜类化合物、有机硫化物、皂苷、植酸及植物固醇等，还包括姜黄素、辣椒素、叶绿素及吲哚等。

和膳食纤维等营养物质。在没有特殊禁忌的情况下，也值得常吃。

除了这些，香菇、平菇等菌类含有大量的 B 族维生素、铁、硒和钾等营养物质。所以，如果能做到餐桌上经常有一菇（就是有一种菌类），那也是一种理想的搭配。

以上是关于晚餐的一些建议。希望大家高度重视晚餐的制备，给孩子提供既有营养又合理的清淡晚餐。

加餐：三餐间的
合理补充

在餐次上，如果是健康的成年人，我们不是特别强调加餐。一日吃三餐，每餐八分饱，基本已经足够了。

但如果是学龄前的儿童——也就是 2 ~ 5 岁的宝宝，我们应该重视加餐的问题。学龄前儿童的生长发育速度与婴幼儿时期相比略有下降，但仍处于较高水平。这个年龄段的孩子，由于胃容量较小，胃肠功能还不完善，需要依靠多餐来达到既能保证生理需求，又能避免胃肠不耐受的状态。不过，吃得过多或已经超重的孩子要根据实际情况来安排。在一般情况下，少量多餐对于孩子来说还是一个非常好的饮食方式。

一般来说，学龄前儿童在正常的三餐之外可以有两次加餐，也就是俗称的"三餐两点"。对于年龄大一点儿的学龄儿童来说，也可以根据学习和运动的劳累程度适当加餐。对于学龄儿童，如果学校允许，那就可以在课间加餐。由此可以避免因能量补充不及时而导致的学习效率下降等问题。

协和专家给中国儿童的营养指南

一日多餐有个前提，就是总量不能超标。比如中午给孩子吃了排骨、红烧丸子这些脂肪较多的食物，那么下午如果再给孩子吃油炸的或者糖分高的食品，总热量就超了。所以，只有在总量有所控制这一前提之下，少量多餐才能变得更有科学价值。

除了正餐之外，建议上午和下午各安排一次加餐。不太提倡把加餐放在晚上，但如果孩子晚上的功课比较多、负担比较重、脑力工作比较多的话，在睡前 2 小时内可以再安排一次加餐。不过，睡前 1 小时内尽量不要加餐，以免影响睡眠。

加餐和正餐之间的间隔为 2 小时左右。加餐的分量是要偏少的，其能量占全天的 5% ~ 10%。

家长们要坚持一个原则：加餐无论如何不能影响正餐的进食量。如果影响到了正餐，导致孩子对正餐的食欲降低，那加餐就得不偿失了。

有些儿童习惯了零食不离口，无论是写作业的时候，还是看电视、玩耍的时候，都要吃零食。如果胃被零食填得满满当当的，孩子产生了饱腹感，吃正餐时就会没什么食欲了。但过一段时间后，零食消化了，孩子又会产生饥饿感，可正餐已过，孩子只能继续大量吃零食。久而久之，他们的消化功能就会紊乱，必然影响到身体健康。

在加餐的食物选择上，建议首选奶制品、中低糖水果或者原味坚果，有一些能生吃的蔬菜也是可以作为加餐的。这些食物都可以归为"优选级零食"，也就是推荐优先选择的零食。

奶制品

可优先选择牛奶、低糖酸奶。如果家长会挑选的话，也可以选择一些低盐、低糖的奶酪，跟牛奶、酸奶交替着吃。

奶制品的营养价值是很高的。首先，奶制品可以补钙，其钙含量非常高。其次，奶制品还有丰富的蛋白质，摄入足够的蛋白质对于孩子的整体生长发育来说十分有利。

有很多孩子在吃早餐的时候已经喝了牛奶，那么在加餐的时候就可以选择低糖酸奶。与牛奶等量的酸奶，其钙含量跟牛奶是近似的。一些孩子由于缺乏乳糖酶，对牛奶不耐受，那就可以试试酸奶，看看能否耐受。

酸奶的摄入量为一次一杯，控制在 150 毫升左右。如果嫌酸奶太酸，可以在喝之前吃一两片苏打饼干，这样耐受性可能会好一些。注意控制好一天中油、盐、糖的总摄入量。

水果

水果可以优先选择应季的、含糖量低的、新鲜的。偶尔也可以吃无添加的水果干，比如葡萄干。不过，葡萄干属于条件级零食[1]，不能多吃。因为葡萄在晒干的过程中，丢失了水分，其糖分得到了浓缩，所以葡萄干中的糖分很多。另外要注意，不要选择那些加工食品，比如果脯、加了糖和盐的果干等，也不要选择鲜榨果汁。

为什么不提倡给孩子喝果汁呢？

有些家长觉得，把水果榨成果汁是把水果中的营养精华浓缩了，喝果汁可以帮孩子摄入更多的营养。但事实上，果汁并不比可乐等饮料健康多少。

---

①所谓条件级零食，就是吃的时候是要考虑"条件"的。比如，自身体重已经超标了，就要注意控制好这类零食的食用量了。

我们一直强调要给孩子们限糖，但纯果汁的含糖量可不低。如果想榨出一杯纯梨汁，往往需要3个梨，那这杯果汁中就浓缩了3个梨中的糖分，同时只保留了少量易溶于水的营养素。在榨汁时，很多矿物质（如钙和铁）以及膳食纤维被丢弃了，一些抗氧化物质也会有损失。并且，直接吃水果时，水果中的糖分与膳食纤维一起被吃下去，身体对这些糖分的吸收速度会相对平缓。而榨汁后，糖分被人为地分离出来，更容易被人体快速吸收，从而影响孩子的健康。

吃水果的时间，可以放在上午十点或下午三四点，这两个时间段吃水果是最合适的。我们不太主张吃完正餐以后马上就吃水果。

水果富含维生素、矿物质和膳食纤维，还含有丰富的植物化学物，对于维持人体的健康起着非常宝贵的作用。膳食指南指出，健康的成年人每天可摄入新鲜水果（可食部重量）200～350克（相当于一个中等大小的苹果或者两个猕猴桃的重量）。

不同年龄段的孩子对水果的需求量不一样（见下表）。

不同人群水果建议摄入量

食物类别	单位	幼儿		儿童青少年			成年人	
		2～3岁	4～6岁	7～10岁	11～13岁	14～17岁	18～64岁	65岁～
水果	克/天	100～200	150～200	150～200	200～300	300～350	200～350	200～300

资料来源：《中国居民膳食指南（2022）》。

注：能量需要量水平计算按照2～3岁（1000～1200千卡/天），4～6岁（1200～1400千卡/天），7～10岁（1400～1600千卡/天），11～13岁（1800～2000千卡/天），14～17岁（2000～2400千卡/天），18～64岁（1600～2400千卡/天），65岁～（1600～2000千卡/天）。

需要注意的是，有些孩子不爱吃蔬菜，只爱吃水果，因为水果比较甜。但如果不吃蔬菜，只吃水果的话，就可能造成孩子摄入的糖分过多，这对孩子的生长发育是不利的。因此，水果是不能代替蔬菜的。

除了水果，我们在准备加餐的时候，也可以选择一些蔬菜，比如番茄、黄瓜、水萝卜、手指胡萝卜、毛豆等。

如果孩子不过敏的话，坚果种子类食物可以换着吃，比如巴旦木、核桃、南瓜子、芝麻等。选择坚果时尽量跟家里食用油的种类错开，比如当天家里炒菜用的是花生油，那么就不必额外吃花生了，可以换成瓜子。

坚果种子类食物也可以放到酸奶里吃，但是一定要把它磨碎，弄成糊状以后，再和酸奶混在一起。千万别直接加进去，因为坚果容易呛入孩子的气管，引发窒息。这是有非常大的风险的，希望家长们注意。

坚果含有不饱和脂肪酸，对大脑的健康发育也是有帮助的。但是，坚果的脂肪含量比较高，如果没有控制好坚果的食用量，吃得比较多的话，就会造成摄入能量偏高，体重超标的风险也随之增加。

所以，体重有点偏重的孩子一天中加餐的坚果量不要超过 10 克（也就是一小把）。千万别让孩子吃起坚果来就没完没了，否则会造成孩子体内能量失衡。

除了这些之外，有时候我们还可以吃点全麦食品，或者一些低盐的海苔。但是，不提倡选择果冻、油炸食品、曲奇、巧克力派，或者碳酸饮料、含糖的甜果汁等作为加餐。这些都是所谓的限制级零食①，是不科

---

① 所谓的限制级零食，也就是要严格限制食用量的零食，实在想吃的话，偶尔尝两口解馋即可。这类零食要么高油，要么高盐，要么高糖，甚至可能油、盐、糖含量均高，尽量不要让孩子常吃。

学、不健康的食物，不管是加餐还是正餐，都尽量不要让孩子吃。所以，希望各位家长能够跟孩子好好沟通，帮助孩子做到这一点（见下表）。

针对学龄前儿童推荐和限制的食物

推荐	限制
新鲜水果、蔬菜（黄瓜、番茄等）	果脯、果汁、果干、水果罐头
奶及奶制品（液态奶、酸奶、奶酪等）	乳饮料、冷冻甜品类食物（冰激凌、雪糕等）、奶油、含糖饮料（碳酸饮料、果味饮料等）
谷类（馒头、面包、玉米等）薯类（紫薯、甘薯、马铃薯等）	膨化食品（薯片、虾条等）、油炸食品（油条、麻花、油炸土豆等）、奶油蛋糕
鲜肉及鱼肉类	咸鱼、香肠、腊肉、鱼肉罐头等
鸡蛋（煮鸡蛋、蒸蛋羹等）	/
豆及豆制品（豆腐干、豆浆等）	烧烤类豆制品
坚果类（核桃、巴旦木等）	高盐坚果、糖浸坚果

资料来源：《中国居民膳食指南（2022）》。

零食食用建议

分类	特点	食用频率	零食举例
推荐食用	低盐、低糖、低脂	每天都可适当食用	奶及奶制品：牛奶、酸奶、奶粉等 新鲜蔬菜：番茄、黄瓜等 水果：苹果、梨、柑橘等 谷薯类：玉米、全麦面包、红薯、土豆等 蛋类：鸡蛋、鹌鹑蛋 原味坚果：瓜子、核桃、榛子等 豆制品：豆浆、豆腐干等
限制食用	高盐、高糖、高脂	尽量少食用	糖果、油炸食品、薯片、含糖饮料、腌鱼干、盐渍食品、水果罐头、蜜饯等

资料来源：《中国居民膳食指南（2022）》。

小学生健康饮食
要点早知道

小学阶段的孩子，年龄通常是 6 ～ 12 岁，这一年龄段的孩子基本上可以接受成年人的大部分饮食了。

给小学生补充营养，要注意全面、均衡、适度。并非只有吃大鱼大肉才是补营养，豆类、蔬菜、水果，以及全谷物等，都要有适宜的摄入量。

对于各种食材的摄入量，没有特殊饮食禁忌的话，我们可以参考相应年龄段的膳食宝塔图来安排。

再次强调盐和油的摄入量，6 ～ 10 岁儿童每日可以摄入少于 4 克的盐、20 ～ 25 克的油，比成年人的摄入量要少；11 岁以上的儿童每日可以摄入少于 5 克的盐、25 ～ 30 克的油，这个摄入量跟成年人的标准是一样的（见下页图）。除此之外，关于小学生饮食，这里还要强调几点。

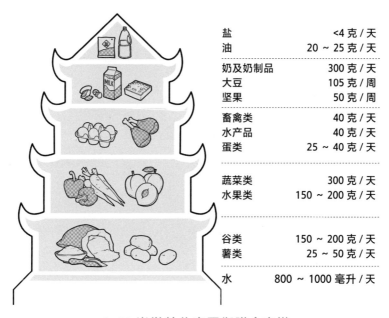

盐	<4 克/天
油	20～25 克/天
奶及奶制品	300 克/天
大豆	105 克/周
坚果	50 克/周
畜禽类	40 克/天
水产品	40 克/天
蛋类	25～40 克/天
蔬菜类	300 克/天
水果类	150～200 克/天
谷类	150～200 克/天
薯类	25～50 克/天
水	800～1000 毫升/天

6~10 岁学龄儿童平衡膳食宝塔

资料来源：中国居民膳食指南官方网站。

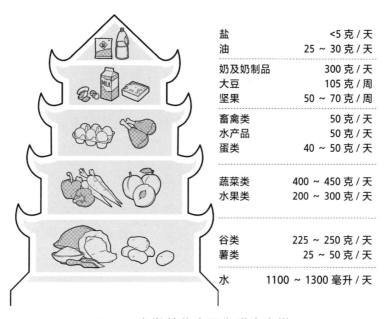

盐	<5 克/天
油	25～30 克/天
奶及奶制品	300 克/天
大豆	105 克/周
坚果	50～70 克/周
畜禽类	50 克/天
水产品	50 克/天
蛋类	40～50 克/天
蔬菜类	400～450 克/天
水果类	200～300 克/天
谷类	225～250 克/天
薯类	25～50 克/天
水	1100～1300 毫升/天

11~13 岁学龄儿童平衡膳食宝塔

资料来源：中国居民膳食指南官方网站。

1. 倡导孩子主动参与食物的选择和制作

学龄儿童处于获取知识、建立信念和形成行为的关键时期。在这一时期，家长与孩子一起选择和制作食物，不仅有助于亲子间的情感交流，更有助于孩子提高营养素养、养成健康饮食习惯、做出正确营养决策、维护和促进自身营养与健康。从小养成的健康饮食习惯，将让孩子受益终身。

我国教育部印发的《义务教育劳动课程标准（2022）》对不同学段学生提出建议：

烹饪方面：

第一学段（1～2年级），参与简单的家庭烹饪劳动，如择菜、洗菜等食材粗加工，根据需要选择合适的工具削水果皮，用合适的器皿冲泡饮品等。初步了解蔬菜、水果、饮品等食物的营养价值和科学的食用方法。

第二学段（3～4年级），学会做凉拌菜、拼盘，学会蒸、煮的方法。例如：用油、盐、酱油、醋等调料制作凉拌黄瓜；将几种水果削皮去核并做成水果拼盘；加热馒头、包子等面食；煮鸡蛋、水饺等。加工过程中注意卫生、安全。

第三学段（5～6年级），学会用简单的炒、煎、炖等烹饪方法做2～3道家常菜，如西红柿炒鸡蛋、煎鸡蛋、炖骨头汤等，参与从择菜、洗菜到烧菜、装盘的完整过程。能根据家人需求设计一顿午餐或晚餐的营养食谱。

第四学段（7～9年级），能设计一日三餐的食谱，独立制作午餐或晚餐中的3～4道菜。

2. 吃好早餐

我们都知道血糖高了不好，但血糖偏低也不行。不吃早饭，人体在一定程度上处于血糖偏低的状态。在这种情况下，孩子容易精力不集中、反应迟钝、精神萎靡，学习效率自然也就大大降低。

一项涉及约 8 万名中小学生的教育质量研究发现，吃早餐对学生学习的积极影响远超学生参加校外补课、家长教育水平或家庭收入等方面的影响。

该研究的数据显示，每周吃早餐次数越多的学生，学业成绩越好。

所以，小学生一定要养成吃早餐的好习惯。吃营养充足的早餐，既可以提高孩子的认知能力，又可以防止孩子体重超标。研究发现，同样的食材，如果放在晚餐时吃，相比于早餐吃，引起的血糖和胰岛素波动幅度更大，对体重的影响也更大。

在一天总摄入量不变的情况下，如果把早餐安排得好、吃得饱，更利于生长发育。

3. 合理选择零食

超市里的零食琳琅满目。家长给孩子买零食时，一定要看食品标签。这一点，我们在后面的内容中会详细介绍。

我们倡导给孩子吃健康的零食，比如奶制品、水果、原味坚果等，偶尔吃一点无添加的葡萄干、红薯干也是可以的。

4. 天天喝奶，足量饮水；不喝含糖饮料，禁止饮酒

小学生每天要摄入 300 毫升及以上液体奶。

同时要保证足量饮水。6 ~ 10 岁儿童每日饮水量为 800 ~ 1000 毫升；11 ~ 13 岁儿童每日饮水量为 1100 ~ 1300 毫升。研究发现，

脱水会让人疲劳感加倍，对自我情绪以及短时记忆、注意力也有负面影响。

另外，家长尽量不要给孩子买含糖饮料，鲜榨果汁也尽量少买或不买。饮酒是绝对禁止的，饮酒有害身体健康，对孩子的危害更甚。

5. 多户外活动，少视屏时间，保证每天 60 分钟以上的中高强度身体活动

《中国人群身体活动指南（2021）》针对 6 ～ 17 岁的儿童青少年提出以下建议：

①每天进行至少 60 分钟中等强度到高强度的身体活动，且鼓励以户外活动为主；

②每周至少进行三天肌肉力量练习和强健骨骼练习；

③减少静态行为，每次持续静态行为不超过 1 小时，每天累计视屏时间少于 2 小时。

6. 定期监测体格发育，保持体重适宜增长

对于小学生，既要预防营养不良，也要预防肥胖。具体标准可参考下列表格。

用于筛查 6 ～ 18 岁学龄儿童青少年生长迟缓的身高界值范围

年龄（岁）	男生身高（厘米）	女生身高（厘米）
6.0 ～	≤ 106.3	≤ 105.7
6.5 ～	≤ 109.5	≤ 108.0
7.0 ～	≤ 111.3	≤ 110.2
7.5 ～	≤ 112.8	≤ 111.8

协和专家给中国儿童的营养指南

年龄（岁）	男生身高（厘米）	女生身高（厘米）
8.0 ~	≤ 115.4	≤ 114.5
8.5 ~	≤ 117.6	≤ 116.8
9.0 ~	≤ 120.6	≤ 119.5
9.5 ~	≤ 123.0	≤ 121.7
10.0 ~	≤ 126.2	≤ 123.9
10.5 ~	≤ 127.0	≤ 125.7
11.0 ~	≤ 129.1	≤ 128.6
11.5 ~	≤ 130.8	≤ 131.0
12.0 ~	≤ 133.1	≤ 133.6
12.5 ~	≤ 134.9	≤ 135.7
13.0 ~	≤ 136.9	≤ 138.8
13.5 ~	≤ 138.6	≤ 141.4
14.0 ~	≤ 141.9	≤ 142.9
14.5 ~	≤ 144.7	≤ 144.1
15.0 ~	≤ 149.6	≤ 145.4
15.5 ~	≤ 153.6	≤ 146.5
16.0 ~	≤ 155.1	≤ 146.8
16.5 ~	≤ 156.4	≤ 147.0
17.0 ~	≤ 156.8	≤ 147.3
17.5 ~ 18.0	≤ 157.1	≤ 147.5

资料来源：《学龄儿童青少年营养不良筛查》（ WS/T 456—2014 ）。

用于筛查 6 ~ 18 岁学龄儿童青少年营养状况的 BMI（身体质量指数）界值范围

年龄（岁）	男生 BMI/（kg/m²）		女生 BMI/（kg/m²）	
	中重度消瘦	轻度消瘦	中重度消瘦	轻度消瘦
6.0 ~	≤ 13.2	13.3 ~ 13.4	≤ 12.8	12.9 ~ 13.1
6.5 ~	≤ 13.4	13.5 ~ 13.8	≤ 12.9	13.0 ~ 13.3
7.0 ~	≤ 13.5	13.6 ~ 13.9	≤ 13.0	13.1 ~ 13.4
7.5 ~	≤ 13.5	13.6 ~ 13.9	≤ 13.0	13.1 ~ 13.5
8.0 ~	≤ 13.6	13.7 ~ 14.0	≤ 13.1	13.2 ~ 13.6
8.5 ~	≤ 13.6	13.7 ~ 14.0	≤ 13.1	13.2 ~ 13.7
9.0 ~	≤ 13.7	13.8 ~ 14.1	≤ 13.2	13.3 ~ 13.8
9.5 ~	≤ 13.8	13.9 ~ 14.2	≤ 13.2	13.3 ~ 13.9
10.0 ~	≤ 13.9	14.0 ~ 14.4	≤ 13.3	13.4 ~ 14.0
10.5 ~	≤ 14.0	14.1 ~ 14.6	≤ 13.4	13.5 ~ 14.1
11.0 ~	≤ 14.2	14.3 ~ 14.9	≤ 13.7	13.8 ~ 14.3
11.5 ~	≤ 14.3	14.4 ~ 15.1	≤ 13.9	14.0 ~ 14.5
12.0 ~	≤ 14.4	14.5 ~ 15.4	≤ 14.1	14.2 ~ 14.7
12.5 ~	≤ 14.5	14.6 ~ 15.6	≤ 14.3	14.4 ~ 14.9
13.0 ~	≤ 14.8	14.9 ~ 15.9	≤ 14.6	14.7 ~ 15.3
13.5 ~	≤ 15.0	15.1 ~ 16.1	≤ 14.9	15.0 ~ 15.6
14.0 ~	≤ 15.3	15.4 ~ 16.4	≤ 15.3	15.4 ~ 16.0
14.5 ~	≤ 15.5	15.6 ~ 16.7	≤ 15.7	15.8 ~ 16.3
15.0 ~	≤ 15.8	15.9 ~ 16.9	≤ 16.0	16.1 ~ 16.6
15.5 ~	≤ 16.0	16.1 ~ 17.0	≤ 16.2	16.3 ~ 16.8
16.0 ~	≤ 16.2	16.3 ~ 17.3	≤ 16.4	16.5 ~ 17.0

年龄（岁）	男生 BMI/（kg/m²）		女生 BMI/（kg/m²）	
	中重度消瘦	轻度消瘦	中重度消瘦	轻度消瘦
16.5 ~	≤ 16.4	16.5 ~ 17.5	≤ 16.5	16.6 ~ 17.1
17.0 ~	≤ 16.6	16.7 ~ 17.7	≤ 16.6	16.7 ~ 17.2
17.5 ~ 18.0	≤ 16.8	16.9 ~ 17.9	≤ 16.7	16.8 ~ 17.3

资料来源：《学龄儿童青少年营养不良筛查》（WS/T 456—2014）。

用于筛查 6 ~ 18 岁学龄儿童青少年超重与肥胖的性别年龄别 BMI 界值范围

年龄（岁）	男生 BMI /（kg/m²）		女生 BMI /（kg/m²）	
	超重	肥胖	超重	肥胖
6.0 ~	16.4	17.7	16.2	17.5
6.5 ~	16.7	18.1	16.5	18.0
7.0 ~	17.0	18.7	16.8	18.5
7.5 ~	17.4	19.2	17.2	19.0
8.0 ~	17.8	19.7	17.6	19.4
8.5 ~	18.1	20.3	18.1	19.9
9.0 ~	18.5	20.8	18.5	20.4
9.5 ~	18.9	21.4	19.0	21.0
10.0 ~	19.2	21.9	19.5	21.5
10.5 ~	19.6	22.5	20.0	22.1
11.0 ~	19.9	23.0	20.5	22.7
11.5 ~	20.3	23.6	21.1	23.3
12.0 ~	20.7	24.1	21.5	23.9
12.5 ~	21.0	24.7	21.9	24.5
13.0 ~	21.4	25.2	22.2	25.0

年龄（岁）	男生 BMI /（kg/m²）		女生 BMI /（kg/m²）	
	超重	肥胖	超重	肥胖
13.5 ~	21.9	25.7	22.6	25.6
14.0 ~	22.3	26.1	22.8	25.9
14.5 ~	22.6	26.4	23.0	26.3
15.0 ~	22.9	26.6	23.2	26.6
15.5 ~	23.1	26.9	23.4	26.9
16.0 ~	23.3	27.1	23.6	27.1
16.5 ~	23.5	27.4	23.7	27.4
17.0 ~	23.7	27.6	23.8	27.6
17.5 ~	23.8	27.8	23.9	27.8
18.0 ~	24.0	28.0	24.0	28.0

资料来源：《学龄儿童青少年超重与肥胖筛查》（WS/T 586—2018）。

注：

（1）用上表界值进行超重判断：凡 BMI 大于或等于相应性别、年龄组"超重"界值点且小于"肥胖"界值点者为超重。

（2）使用上表界值进行肥胖判断：凡 BMI 大于或等于相应性别、年龄组"肥胖"界值点者为肥胖。

用于筛查 7 ~ 18 岁学龄儿童青少年高腰围的界值点

年龄（岁）	男生（厘米）		女生（厘米）	
	P_{75}	P_{90}	P_{75}	P_{90}
7 ~	58.4	63.6	55.8	60.2
8 ~	60.8	66.8	57.6	62.5
9 ~	63.4	70.0	59.8	65.1
10 ~	65.9	73.1	62.2	67.8
11 ~	68.1	75.6	64.6	70.4

年龄（岁）	男生（厘米）		女生（厘米）	
	P_{75}	P_{90}	P_{75}	P_{90}
12 ~	69.8	77.4	66.8	72.6
13 ~	71.3	78.6	68.5	74.0
14 ~	72.6	79.6	69.6	74.9
15 ~	73.8	80.5	70.4	75.5
16 ~	74.8	81.3	70.9	75.8
17 ~	75.7	82.1	71.2	76.0
18	76.8	83.0	71.3	76.1

资料来源：《学龄儿童青少年高腰围筛查界值》（WS/T 611—2018）。

注：

（1）腰围的测量方法：测量腰围的皮尺在使用前，最好用钢卷尺校正一下，每米误差不超过 ±0.2 厘米。

被检者自然站立，双臂适当张开下垂，两足分开 30 ~ 40 厘米，露出腹部。测量时平缓呼吸，腰围皮尺下缘距肚脐上缘 1 厘米，经两侧十二肋骨下缘与髂嵴上缘之间的中点，水平环绕一周测量。测量时，应使腰围尺贴近皮肤，但避免紧压而陷入皮肤。测量误差不应超过 ±1.0 厘米。以厘米为单位记录，读数至小数点后一位。

当我们测出了孩子的腰围数值之后，可以参考表格中的数据，来判断孩子的腰围数值是不是比较高。

（2）这里要了解一个概念，叫作"百分位数"。将一组数据从小到大排序，计算相应的累计百分位，则某一百分位所对应数据值为这一百分位的百分位数。不同性别儿童和青少年的腰围，以第 75 百分位数（P_{75}）作为儿童青少年正常腰围的高值，以第 90 百分位数（P_{90}）作为儿童和青少年的高腰围界值点。

腰围有助于评估腹部脂肪含量。腹部脂肪含量过多，会增加心血管疾病、糖尿病等疾病的发病风险：

·当腰围大于 P_{75}（分性别、年龄）的界值点后，心血管疾病、糖尿病等疾病的患病风险开始增加；

·腰围若大于 P_{90} 的界值点，心血管疾病、糖尿病等疾病的患病风险明显增加。

2

轻松搞定儿童餐
"3+1"

全天食谱分享一

有些家长朋友虽然掌握了一定的营养知识，却不知道怎样去落实。在此，为大家提供一些食谱，家长们可以根据自己的烹调习惯以及孩子的口味、喜好灵活搭配。

早餐，我们给大家推荐南瓜小米枸杞粥和菠菜鸡蛋饼。

【南瓜小米枸杞粥】

材料：南瓜，小米，少量枸杞。

做法：

1.小米淘洗干净，南瓜洗净、削皮、去掉瓜瓤、切成小块；

2.把南瓜和小米放入加有适量凉水的锅中，大火煮开后转小火熬煮；

3.出锅前 10 分钟，加入少量枸杞。

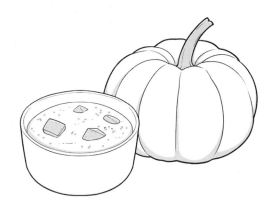

南瓜小米枸杞粥

营养点评：

南瓜含有较为丰富的 β−胡萝卜素，其含量为 890 微克 /100 克，南瓜的金黄色就来自这种天然色素。β−胡萝卜素在体内能转化为维生素 A，而人体缺乏维生素 A 会导致角膜干燥。

另外，南瓜还含有丰富的可溶性膳食纤维以及钾元素。

南瓜的品种比较多，最常见的是普通国产南瓜，其含水量为 93.5%。其热量是 23 千卡 /100 克，和茄子、白萝卜的热量几乎是一样的，只比番茄（20 千卡 /100 克）略高，比我们平时认为的那些热量低的蔬菜（如黄豆芽、胡萝卜、油菜、甘蓝、菜花等）都要低。

当然，不同品种的南瓜，热量也会有差异，比如贝贝南瓜的热量要比普通的国产南瓜高很多，不过它的热量也还是低于米饭和馒头。一般来说，口感绵糯、比较粉面的，吃起来有点噎人的南瓜，淀粉含量会相对高一些，热量也会相对高一些。

这里需要注意一点：南瓜的蛋白质含量比较低，不能完全替代主食，否则容易造成碳水化合物和蛋白质的摄入量不足。

接下来，我们再说小米。小米是"中国十大好谷物"之一，它的蛋白质含量比大米高，而它的脂肪、碳水化合物等营养的含量又不次于大米、白面。同时，小米还含有相当量的胡萝卜素、维生素 B_1，其营养价值在各种主食中居于前列。在挑选小米的时候要注意选择颜色较黄的，颜色越深，小米中的胡萝卜素含量就越高。

这道粥里加的少量枸杞有助于调味，如果孩子不喜欢，也可以换成几颗葡萄干，或者几颗大枣。如果换成大枣，注意要去掉枣核，以免增加儿童窒息的风险。熬粥的时候，尽量利用天然食材的味道进行调味，不要额外加入糖、盐等调味品。

【菠菜鸡蛋饼】

材料：菠菜，面粉，鸡蛋，姜末，葱花，黑胡椒粉、食盐等适量。

做法：

1. 菠菜洗净后，放入沸水中焯水 1 分钟，然后沥干水分，切碎；

2. 鸡蛋打散成鸡蛋液，平均分成两份，其中一份加入面粉，搅拌成面糊，另一份加入少量盐，拌匀后备用；

3. 把切好的菠菜放入面糊中，加入少许葱花、姜末、盐和黑胡椒粉拌匀；

4. 不粘锅里放少许油，小火烧热，晃动锅面，使得油均匀铺在锅中，随后将菠菜面糊平摊在锅里，煎成形后翻面，将留出的蛋液的一半倒在这个蛋饼上面，然后翻面，再倒入剩下另一半的蛋液，小火煎至两面金黄且中间熟透后，就可以出锅了。

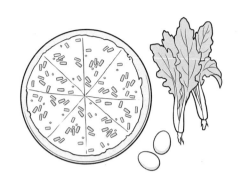

菠菜鸡蛋饼

营养点评：

这道食物可以说既有营养，口感又好，可以给孩子提供足够的能量、优质蛋白质、脂肪、碳水化合物、维生素、矿物质和膳食纤维。再搭配上南瓜小米粥，既实现了干稀搭配、粗细搭配，又实现了色彩搭配以及营养搭配。

把菠菜焯一下，可以去掉菠菜中比较多的草酸，降低孩子体内钙流失的风险。当然，还要注意用油量，以及温度、时间，别把饼做煳了。

午餐，我们给大家推荐扁豆焖荞麦面和鸡丝大拌菜。

【扁豆焖荞麦面】

材料：荞麦面，扁豆，瘦猪肉，葱，姜，蒜，盐、酱油、胡椒粉、香油、醋等适量。

做法：

1. 扁豆洗净，撕去筋膜，切丝，猪瘦肉切丝备用；

2. 将荞麦面煮至半熟后捞出备用；

3. 油锅烧热后煸炒肉丝，炒至变色后加葱、姜、蒜炒香；

4. 放入扁豆，炒至变色后，加入酱油继续翻炒；

5. 锅中加水，没过扁豆，水开后，把面铺在豆角上，盖上锅盖继续煮，一定要将扁豆煮熟、焖透；

6. 出锅前，加入少许食盐、葱花、蒜末翻炒即可。食用时，可按口味加入少许胡椒粉、香油、醋等调味品。

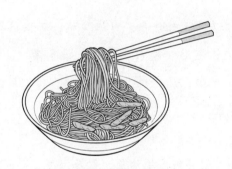

扁豆焖荞麦面

营养点评：

扁豆焖荞麦面这道菜实现了主食与辅食的完美搭配。膳食指南推荐一般人群每天吃一点杂豆，但有些家长不知道杂豆有哪些。其实扁豆也可以算是杂豆的一种。在常见蔬菜中，扁豆的膳食纤维含量排名很靠前，它含有的水溶性膳食纤维，是肠道益生菌的"食物"，有助于调节肠道环境。常吃扁豆对预防孩子便秘也有一定的帮助。

吃荞麦面是一种粗粮细吃的方法。荞麦同样也是"中国十大好谷物"之一，它富含 B 族维生素和矿物质。不过要注意，选购加工的荞麦面条时，要看清外包装标明的荞麦粉含量，有些荞麦面的荞麦粉含量其实很低，但也号称是荞麦面。一般来说，给孩子吃的荞麦面，其成分要有 1/3 ~ 1/2 是荞麦粉。另外，要尽量选择钠含量低的面条。

有些孩子可能对荞麦过敏，那也可以尝试其他混合了粗粮的面粉，比如玉米粉、绿豆粉、高粱面、紫米面等。

【 鸡丝大拌菜 】

材料：甜椒，生菜，紫甘蓝，苦苣，小番茄，黄瓜，胡萝卜，香菜，鸡胸肉，芝麻碎，橄榄油、生抽、醋等适量。

做法：

1. 锅中加水，放入鸡胸肉、葱段和姜片，鸡胸肉煮熟后撕成丝；

2. 将各种蔬菜用流动水冲洗，浸泡 10 分钟后，再用流动的水冲洗干净，切好，与鸡丝一起放入盘中；

3. 芝麻研磨成碎，与其他调味品一起放入盘中，搅拌调味即可。

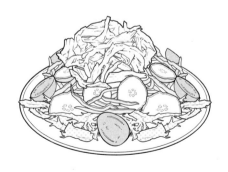

鸡丝大拌菜

营养点评：

这道大拌菜最主要的特点就是蔬菜没有经过加热烹调，所以营养损失小，色彩丰富，营养也丰富。

在食材的选择上，甜椒（灯笼椒）是非常值得推荐的。因为它含有丰富的维生素C，其含量达到了130毫克/100克，这在常见蔬菜的维生素C含量排名中也是非常靠前的。维生素C是一种怕热的营养元素，而在大拌菜中添加甜椒，就是再好不过的补充维生素C的方式了。

在生菜的选择上，罗马生菜和皱叶生菜都要比球生菜的营养价值高一些，可以作为优先选择。

紫甘蓝也是凉拌菜中的常客，它含有大量维生素C和花青素。切菜的时候要把紫甘蓝切成很细的丝，这样孩子咀嚼起来不会那么硬，紫甘蓝也能更入味，孩子也就更能接受紫甘蓝这个菜。

香菜的叶酸含量在常见蔬菜中排名靠前，达到了148.8微克/100克，它的维生素C含量也很高，为48毫克/100克。由于叶酸和维生素C都容易在烹调加热过程中流失，所以香菜更适合放在凉拌菜里用来调味。此外，香菜中还富含胡萝卜素、钙、钾、铁等多种营养物质。

至于苦苣，如果孩子不喜欢苦味儿也可以不加。其他蔬菜也可以替换成牛油果、橙子等水果。家长们可以灵活搭配。

加餐，我们可以给孩子安排牛奶、自制酸奶水果沙拉以及坚果等，此处就不列出具体做法了。

接下来，我们来安排晚餐。一天中，孩子要尽量吃够12种食材，所以晚餐就是查漏补缺的一餐，但要以清淡饮食为主。

回顾一下这一天的食材，我们可以看看还有什么是膳食宝塔图上推荐了，但是我们还没有吃过的。

前面的正餐，还没有出现豆制品，也没有水产类和薯类，那么在晚餐中，我们就可以安排上。

有的朋友说："一天安排这么多种食材，太麻烦了，太累了，我做不到。"没关系，我们可以一点点来改变，不用一步到位。我们可以逐步适应，今天吃这几种食材，明天再吃另外几种食材，每天尽量吃够12种食材。在一周之内，吃够25种食材就能达到总体营养均衡。

那么，这一天的晚餐，我们可以安排番茄鳕鱼木耳豆腐、蒸紫薯、蒸西蓝花和杂粮小花卷。

【番茄鳕鱼木耳豆腐】

材料：鳕鱼，豆腐，番茄，木耳，葱，姜，蒜，香菜，柠檬，花椒、盐、胡椒粉等适量。

做法：

1.热水提前泡发木耳，并把木耳仔细清洗干净，如果着急用，也可以将木耳放在密封盒子里，加热水及少许白糖，同时快速摇晃密封盒，可快速泡好；

2.鳕鱼化冻、洗净、切块，用柠檬汁腌制10多分钟，从而去腥增鲜；

3.把番茄、豆腐分别洗净、切好备用；

4.锅中倒油，放葱、姜、蒜和花椒爆香，然后放入番茄翻炒，加入少量水；

5.将鳕鱼块和木耳放入锅中焖煮至鳕鱼七八成熟，放入豆腐，大火焖煮至鳕鱼熟透；

6.最后加盐、胡椒粉、香菜翻炒一下，就可以出锅了。

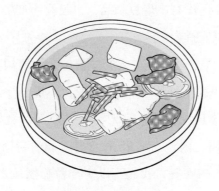

番茄鳕鱼木耳豆腐

营养点评：

番茄鳕鱼木耳豆腐这道菜有助于增加孩子的蛋白质摄入量，从而增强抵抗力。而且，番茄的味道和色泽比较能刺激食欲，很多孩子都喜欢。

鳕鱼本身的刺是很少的，但有些鳕鱼块也还是带刺的，家长在烹调前还是要仔细检查下，以免伤到孩子。

除了鳕鱼，巴沙鱼和龙利鱼等刺少的鱼也可以用来做这道菜。巴沙鱼比较便宜，而龙利鱼比较贵。两者整体的营养差别不是很大，只不过龙利鱼的捕获难度高，而且其粗蛋白占比是巴沙鱼的两倍，更符合现代人高蛋白、低能量的饮食要求。

这道菜中加入了少许木耳，也是因为我们建议每天尽量让孩子吃到一种菌类。木耳含有蛋白质、卵磷脂、铁、钙、镁、木耳多糖等多种营养成分，还富含膳食纤维，有助于预防孩子便秘。

豆腐等豆制品，是膳食指南建议每天都食用的好食材。不过豆腐中有些氨基酸相对不足，比如蛋氨酸。蛋氨酸缺乏会导致营养吸收效率降低。就如同用钥匙开锁的时候，钥匙上如果少一个齿，就可能会打不开锁，或者开起锁来很费劲。

而鱼肉里的蛋氨酸含量比较丰富，正好可以和豆腐起到一定的互补作用。两者组合，营养互补，这就好比本来成绩是 70 ~ 80 分，现在可以提高到 80 ~ 90 分了。

而且鱼和豆腐炖在一起，味道鲜美，鱼肉与豆腐软软的口感也很搭。

【 蒸紫薯、西蓝花和杂粮小花卷 】

材料：紫薯，西蓝花，杂粮小花卷。

做法：

1.紫薯和西蓝花洗净，切好；

2.杂粮小花卷可以提前做好一批，密封冷冻在冰箱里，要吃的时候提前取出，化冻；

3.将切好的紫薯上锅蒸 15 分钟左右，打开锅盖（小心别烫伤），放入西蓝花和小花卷，继续蒸 5 分钟；

4.待紫薯和西蓝花蒸熟，小花卷热透后，即可出锅。

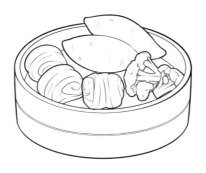

蒸紫薯、西蓝花和杂粮小花卷

营养点评：

薯类要吃，但不能多吃（见下表）。紫薯等薯类富含膳食纤维，但不易消化。有些消化功能偏弱的孩子吃了，容易反酸、胀气。放在晚餐吃的话，如果孩子不舒服，还容易影响睡眠。

如果晚上吃会导致孩子不舒服，也可以把薯类放在其他餐次吃。

紫薯、白薯和红薯等不同薯类可以换着吃，白薯大多富含淀粉，红薯大多富含糖和类胡萝卜素，而紫薯则富含微量元素和多酚类物质。

红薯的颜色主要来自类胡萝卜素，而紫薯之所以呈现出紫色，主要是因为其富含花青素。花青素是抗氧化"明星"，它的抗氧化能力比维生素C还要强很多倍。另外，花青素对于保护视力也是有一定作用的。因为我们这一天早上吃了富含类胡萝卜素的南瓜，所以晚上安排的是紫薯。

另外再说一句，紫薯不是转基因食品。

不同人群薯类食物建议摄入量（生重）

食物类别	单位	幼儿		儿童青少年			成年人	
		2 ~ 3 岁	4 ~ 6 岁	7 ~ 10 岁	11 ~ 13 岁	14 ~ 17 岁	18 ~ 64 岁	65 岁 ~
薯类	克/天	适量		25 ~ 50	50 ~ 100		50 ~ 100	50 ~ 75

资料来源：《中国居民膳食指南（2022）》。

注：能量需要量水平计算按照2 ~ 3岁（1000 ~ 1200千卡/天），4 ~ 6岁（1200 ~ 1400千卡/天），7 ~ 10岁（1400 ~ 1600千卡/天），11 ~ 13岁（1800 ~ 2000千卡/天），14 ~ 17岁（2000 ~ 2400千卡/天），18 ~ 64岁（1600 ~ 2400千卡/天），65岁 ~（1600 ~ 2000千卡/天）。

西蓝花的维生素 C 含量丰富，达 51 毫克 /100 克，钙、铁、锌这些元素的含量也都很丰富，西蓝花还含有可能具有一定抗癌作用的萝卜硫素。要想让西蓝花的营养功效充分发挥，就不要让西蓝花在水中煮太长时间，不然会破坏其营养成分。最好的方法是把西蓝花隔水蒸 5 分钟。如果孩子不喜欢没有味道的西蓝花，还可以将蒸好的西蓝花搭配一点蒜醋汁等调味汁蘸着吃。

全天食谱分享二

早餐，推荐土豆饼卷生菜、燕麦牛奶粥和鸡蛋。

【土豆饼卷生菜】

材料：土豆，胡萝卜，白萝卜，皱叶生菜，面粉，五香粉、盐适量。

做法：

1. 土豆、胡萝卜和白萝卜洗净去皮，用刨丝器刨成丝放入盆中；

2. 盆中加入面粉和少量的盐、五香粉，用手抓匀，捏成小饼；

3. 不粘锅里加入少许的植物油，小饼烙至成形；

4. 皱叶生菜洗净，食用时卷在土豆饼里。

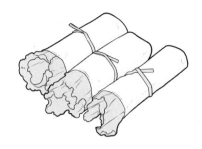

土豆饼卷生菜

营养点评：

土豆、萝卜富含膳食纤维，还含有钙、钾、维生素C、胡萝卜素、烟酸等营养元素，其中钾的含量是比较高的，钾对维持人体神经肌肉的正常功能是有帮助的。土豆和面粉所带来的富含淀粉的环境，还有助于减少食材中的维生素C在烹调过程中的流失。

膳食指南建议每天都吃薯类，而土豆也是薯类的一种，可以代替部分白米饭食用。这样可以减少一些脂肪和碳水化合物的摄入，同时补充更多的膳食纤维和维生素。

不过要注意，土豆中含有一定的龙葵素。在正常情况下，土豆中的龙葵素含量是比较低的，但土豆发芽时，龙葵素含量会大大提高，这样的土豆是有毒的，不能吃。吃了以后会中毒，出现恶心、腹泻等症状。

【燕麦牛奶粥和鸡蛋】

材料：需煮型纯燕麦片，大米，牛奶，鸡蛋。

做法：

1.将大米淘洗干净后，与需煮型纯燕麦片一起加适量的水熬煮；

2.粥煮到八分熟时，可以将鸡蛋卧在粥里，做一个荷包蛋，或者把鸡蛋打成鸡蛋碎，搅拌均匀，这样就不用另起锅烧水煮鸡蛋了；

3.待食材熟了，盛出来，加牛奶搅拌均匀即可。

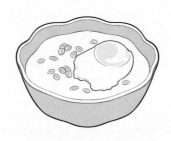

燕麦牛奶粥和鸡蛋

营养点评：

燕麦也是"中国十大好谷物"之一，它的一个突出优点是富含膳食纤维。它既含可溶性纤维，又含不溶性纤维。

可溶性纤维可以帮助人体减少吸收外界摄入的胆固醇、油和糖，从而辅助调节血糖和血脂；不溶性纤维能够加速肠道蠕动，帮助大便成形，促进排便。

所以，无论对孩子还是对家长来说，燕麦都是极好的食材。如果没有过敏等特殊情况，建议大家把燕麦作为家中常备食材。

需要注意的是，燕麦外面的那一层皮，也就是燕麦麸，它的保健成分 β-葡聚糖含量很高。因此，如果孩子年龄比较大，消化能力没问题的话，可以选择没有被磨皮的整粒燕麦，或者带皮被切割成几段的钢切燕麦，以及压扁的纯燕麦片等产品。

购买时，可优先选择配料表只有"燕麦"这两个字的产品，而非一些额外加了糖、油等其他成分的燕麦产品。一定要看清具体含量，慎重选择，以免额外摄入很多的糖或油，从而对健康起到反作用。

午餐，推荐韭菜炒香干、番茄菜花煮肥牛和菠萝豌豆饭。

【 韭菜炒香干 】

材料：韭菜，香干，红椒，生抽、盐适量。

做法：

1.把韭菜、香干和红椒洗净，切成细条；

2.炒锅热油，加入香干翻炒，然后加盐、生抽调味，稍微加点水，不停地翻炒，等到香干吸收汤汁变松软以后，加入切好的红椒和韭菜炒熟就可以了。

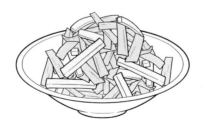

韭菜炒香干

营养点评:

韭菜能量较低,富含铁、胡萝卜素和膳食纤维。此外,韭菜还含有维生素 B_1、维生素 B_2、尼克酸等多种维生素,是为人体补充维生素的好帮手。

韭菜含有挥发性成分及硫化物等,具有独特的辛香气味,配合香干特有的味道,可刺激食欲。韭菜炒香干这道菜口感别致,比较下饭。

韭菜富含膳食纤维,可刺激肠道蠕动,润肠通便。但韭菜与香干的组合,在一定程度上也考验着人们的消化能力。对一些孩子而言,大量进食韭菜,可能会导致胃肠不耐受。如果孩子吃完以后,出现口干、口苦、口中有异味、腹胀、反酸等情况,家长就要注意了。下次要给孩子减少点儿食用量,或者不再给孩子食用这个菜肴。这一点,家长要加强观察。

另外,韭菜在吃之前,注意要用流动水冲洗干净,再浸泡10分钟,之后再用流动水冲洗,以去除部分药残。路边摊的韭菜要少吃,尽量在正规市场购买。

在这道菜中搭配香干,也是一种豆制品的吃法。毕竟如果给孩子天天喝豆浆、吃豆腐,孩子可能会吃腻。

香干是一种用食盐、茴香、花椒、大料、干姜等调料加工过的豆腐干,味道咸香爽口,含有丰富的蛋白质以及钙等营养物质。不过,有些香干含盐量比较高,所以炒菜的时候,就要少放盐了。

【番茄菜花煮肥牛】

材料：番茄，菜花，肥牛片，葱，姜，香菜，白糖、盐适量。

做法：

1.将蔬菜洗净、切好；

2.锅中热油，加葱和姜爆香，然后放入番茄翻炒；

3.锅中加水，放入菜花及少许白糖（也可不加糖）；

4.菜花九成熟时，放入肥牛片；

5.肥牛片变色后，加入香菜和盐，煮至肥牛熟透即可出锅。

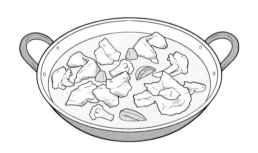

番茄菜花煮肥牛

营养点评：

这道菜色香味俱全，做法不算麻烦，营养也很丰富。

番茄可以说是日常烹调中出镜率极高的一种食材，它比较百搭，其中所含的有机酸可以刺激胃酸分泌，帮助消化。番茄的风味比较浓郁，做菜时可以适当少放一些盐。

番茄含有14毫克/100克的维生素C，还含有番茄红素、谷胱甘肽等营养元素。在这些营养物质的综合协同下，番茄具有一定的抗氧化功效。有研究发现，人体血液中的番茄红素浓度与一些癌症的发病率呈显著的负相关。谷胱甘肽具有抗衰老、抗氧化的作用，可以从几个不同层面对抗身体遭到的自由基氧化攻击，在一定程度上抵抗肺部恶性疾病。

有的家长问："番茄生吃好还是熟吃好呢？"

我说都很好，可以换着吃。

从摄入番茄红素的角度来讲，番茄熟吃更有效。加热有助于番茄红素的释放，烹调时加少许油有助于人体对番茄红素的转运和吸收。

从摄取谷胱甘肽和维生素 C 的角度来说，生吃番茄更好一些，因为在加热的情况下，谷胱甘肽和维生素 C 在一定程度上会遭到破坏。

在此，还要特别提醒家长朋友们，没成熟的番茄，颜色发青，含有一定量的有毒成分——龙葵素，大量食用有食物中毒的可能。不过，一些特殊品种的番茄，成熟后也会带有青色，这种熟番茄并不会让人中毒。购买时，如果拿不准，要跟商家询问清楚。

这道菜中还用到了菜花。西蓝花和菜花都含有丰富的萝卜硫素和维生素 C（见下页表）。总的来说，西蓝花的营养价值更胜一筹，不过菜花跟番茄一起搭配，可以吸收番茄中的一些酸味，更能入味。

西蓝花和菜花的营养区别
（按每100克可食部计）

营养物质	单位	西蓝花	菜花（花椰菜）
热量	千卡	27	20
蛋白质	克	3.5	1.7
脂肪	克	0.6	0.2
碳水化合物	克	3.7	4.2
膳食纤维	克	2.6	2.1
维生素A	μg RAE（微克视黄醇当量）	13	1
维生素C	毫克	56	32
胡萝卜素	微克	151	11
镁	毫克	22	18
钙	毫克	50	31
铁	毫克	0.9	0.4
锌	毫克	0.46	0.17
钾	毫克	179	206
磷	毫克	61	32
钠	毫克	46.7	39.2

资料来源：《中国食物成分表标准版》（第6版）。

西蓝花中萝卜硫素的含量比菜花多20%～30%。当然，这不是让大家只选西蓝花，大家可以以西蓝花为主，以菜花为辅，交替着吃。

这道菜中还用到了肥牛片，上一日的食谱我们用到了猪肉、鸡肉和鱼肉，这一天我们就可以适当换一种肉。对于一些孩子来说，牛肉块如果烹调不好，就比较难咀嚼，不好咽。而肥牛片相对来说就好烹调，容易熟，也相对更容易咀嚼一些，更适合孩子吃。

牛肉属于高蛋白的食材，还可以为孩子提供铁、钾等营养。不过要注意，肥牛上面白花花的部分可都是脂肪，不要让孩子多吃。吃的时候，可以把带脂肪的部位去掉一部分，这样孩子既能品尝到肥牛的味道，又能控制好脂肪的摄入量。

【菠萝豌豆饭】

材料：菠萝，豌豆，大米。

做法：

1. 大米和豌豆洗净，菠萝切块；
2. 将食材一起放在电饭锅中蒸熟即可。

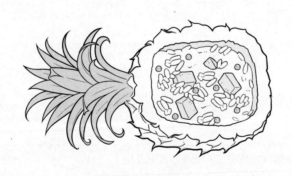

菠萝豌豆饭

营养点评：

孩子一般都比较喜欢菠萝饭，它色彩鲜艳，开胃，而且有孩子们喜欢的甜味。这其实就是借用食材的味道来减少食盐和白糖的添加量，比如之前我们说的在粥里加枸杞、大枣或者葡萄干，还有利用香菜、柠檬和番茄的味道，都是类似的道理。这一点希望家长们能够多多发挥。

菠萝营养丰富，含有大量的果糖、葡萄糖、B族维生素和维生素C，以及磷、柠檬酸和蛋白酶等物质，味道鲜美，香甜多汁。

有朋友问："把菠萝做熟了食用，营养是不是会流失？"虽然确实会有营养成分流失，但加热可以把菠萝里致人过敏的物质破坏掉一些，降低过敏的风险。另外，菠萝做熟后，里面的膳食纤维变得更容易被消化吸收，人体对菠萝的接受度会大幅提高。

说到加热后的营养损失，菠萝中的维生素C可能会丢失，但是我们可以通过其他途径补充维生素C。

这道主食的粗粮，我们搭配的是豌豆。豌豆是一种杂豆，其中丰富的胡萝卜素，可在体内转化为维生素A。维生素A不仅具有维持正常视觉、促进上皮组织增殖分化的功能，还有润泽皮肤的作用。如果缺少维生素A，皮肤容易出现晦暗、干燥、皴裂等问题。

晚餐，给大家推荐花蛤冬瓜香菇汤、白灼芥蓝、杂粮小花卷。

【花蛤冬瓜香菇汤】

材料：花蛤，冬瓜，香菇，葱，盐、香油适量。

做法：

1. 花蛤肉提前洗净，把花蛤泡在比人体体温略高（40℃左右）的温水里吐沙；

2. 冬瓜去皮去瓤，切成厚块，香菇切成薄片；

3.锅中加水，煮开后放冬瓜、香菇；

4.冬瓜煮软后，把花蛤倒进去，小火慢煮10分钟左右，等花蛤都开口后，去掉浮起的泡沫，适量加盐，关火；

5.淋少许香油，再撒点葱花，即可出锅。

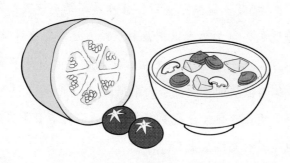

花蛤冬瓜香菇汤

营养点评：

花蛤价格比较便宜，它的营养性价比还是不错的。它不仅味道好，还含有比较丰富的蛋白质，氨基酸比例也比较合理，便于消化吸收。它的维生素和矿物质含量比较丰富。同时，还能帮孩子们补充二十二碳六烯酸（DHA）、二十碳五烯酸（EPA）。它们脂肪含量低，热量也低。

这道菜不用额外放太多调料，花蛤就有提鲜的作用，口感很好。同时，这道菜的味道也比较清淡，是补充营养非常好的选择，尤其是对于胃肠道功能还比较弱的孩子而言，这更是一个比较好的选择。

当然，要小心孩子对海产品过敏的情况，因为有些孩子对贝类等海产品过敏，家长要注意观察他们在吃完饭以后有没有出现过敏反应。如果出现了过敏问题，就千万不能再吃这道菜了。所以，家长们在这方面要小心。

另外，为避免重金属超标的风险，购买贝类时尽量选择正规渠道。

冬瓜水分大、热量低，含微量元素钾、锌、镁等，还富含谷氨酸、天门冬氨酸，与花蛤、香菇搭配在一起，味道很鲜，不用额外加油、加盐、加糖，很符合晚餐"清淡至上"的原则。

我们说，每日尽量有一餐能有一菇。这一天给大家选的是常见的香菇，香菇最有价值的营养在它的菌盖上。香菇菌盖里含有一种多糖——香菇多糖。

香菇多糖进入体内后，能够产生一种叫作"干扰素"的物质。干扰素能够对很多影响人体寿命的负面因素产生抵抗作用，对抵抗恶性肿瘤有一定辅助作用。

美国科学家还发现，香菇中含有 β-葡萄糖苷酶，这种物质有助于加强肌体的抗癌症能力。

香菇适合与肉类搭配在一起吃，因为香菇里的蛋白质不够全面，缺乏某些氨基酸。与禽畜肉或水产类搭配在一起，不仅味道好，还能够起到氨基酸互补的效果。

【白灼芥蓝】

材料：芥蓝，大蒜，蒸鱼豉油、盐适量。

做法：

1. 芥蓝洗净、大蒜切末备用；

2. 煮一锅清水，烧开后，加入适量盐，放入芥蓝后再放入食用油，大火煮 1 分钟左右至八成熟，捞出摆盘；

3. 在芥蓝中央均匀地撒上蒜末，淋上蒸鱼豉油；

4.锅中烧油，待油开始冒烟，关火，用不锈钢勺子，一勺一勺地将热油淋在蒜末上即可。

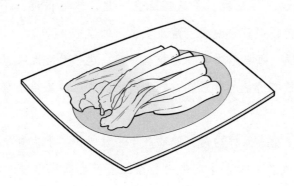

白灼芥蓝

营养点评：

我们说一餐中尽量有一种绿叶蔬菜，芥蓝是不错的选择，它含有丰富的钙、镁、磷、钾以及维生素C和维生素K。有研究显示，芥蓝在沸水中焯1分钟，其维生素C损失率不足10%。

芥蓝中含有有机碱，这使它带有一定的苦味，能刺激人的味觉神经，增进食欲，还可加快胃肠蠕动，有助于消化。它还含有大量的膳食纤维，能防止便秘。

早餐：给大家推荐虾仁蔬菜馄饨和煮山药。

【虾仁蔬菜馄饨和煮山药】

材料：虾仁，猪肉馅儿，鸡蛋，馄饨皮，青菜，山药，紫菜，香菜，葱，姜，盐、香油等适量。

做法：

1.猪肉馅儿加入一个鸡蛋，加入盐、姜汁、胡椒粉调匀；

2.每一个虾仁配适量猪肉馅儿，包入馄饨皮中；

3.青菜可以选生菜、油麦菜等绿叶菜，洗净，山药去皮切片，备用；

4.将山药和馄饨一起下锅，煮至九成熟时，加入青菜；

5.馄饨熟后，捞出馄饨和菜，加少许馄饨汤，放入紫菜、香菜、葱花、香油及其他一些个人喜好的调味品即可。

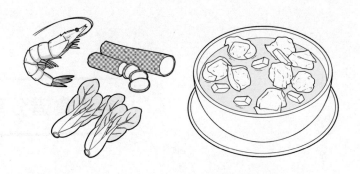

虾仁蔬菜馄饨和煮山药

营养点评：

　　这一碗馄饨既有肉，又有菜，还有主食，营养很全面。在馄饨汤中加入一些蔬菜，既有营养，又可以起到装饰的作用，促进食欲。馄饨汤还可以帮孩子及时补充夜间流失的水分。鸡蛋、虾仁和猪肉都可以为孩子提供优质蛋白质，如果早餐吃了这样的馄饨，牛奶就可以挪到加餐再饮用。

　　如果家长们时间充裕，还可以把馄饨皮做成多彩的颜色，比如用火龙果汁水做粉红色面皮，用胡萝卜汁水做橙黄色面皮，用芹菜汁水做绿色面皮等，这样孩子吃起来更有食欲。如果时间比较紧迫，也可以从超市直接买成品馄饨皮。

　　煮馄饨时加点儿山药一起煮，是个偷懒的做法，可轻松实现主食的粗细搭配。因为山药淀粉含量高，所以并不能当作蔬菜食用，它含有钾、钙、镁、膳食纤维和蛋白质等营养元素，还含有具免疫调节作用的黏蛋白。膳食指南建议每天都吃一点薯类，而蒸和煮是对于薯类比较推荐的做法。平时我们在煮面条的时候，也可以顺便煮点山药。

午餐，可以做青椒肉末茄子、鸭血魔芋粉丝汤、红豆二米饭。

【 青椒肉末茄子 】

材料：长茄子，青椒，番茄，肉末，玉米淀粉，葱，姜，蒜，醋、盐适量。

做法：

1.肉末里加入胡椒粉、生抽调匀，再加入少许玉米淀粉搅匀腌制；

2.番茄去皮，切片，青椒切片；

3.茄子切块，焯水；

4.将肉末翻炒至变色，然后加入青椒和姜、葱、蒜、醋翻炒匀，再加入番茄和茄子快速翻炒；

5.加入适量盐即可出锅。

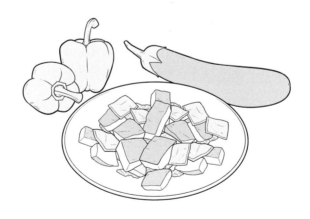

青椒肉末茄子

营养点评：

　　茄子营养较为丰富，富含蛋白质、维生素，以及钙、磷、铁等多种营养成分。长茄子的钙含量比圆茄子多，皮也比圆茄子薄一些，而且长茄子的水分含量相对要高一些，更容易炒烂，所以对于比较小的孩子而言，长茄子比圆茄子更容易咀嚼。茄子下锅之前，先焯一下水，这样做能够防止茄子吸附过多的油。

　　青椒是一种富含维生素C的蔬菜，维生素C在加热的时候容易损失，而在酸性环境中相对稳定。烹调菜肴时适当加点醋，可以防止维生素C遭到过多破坏。像番茄这种本身就比较酸的蔬菜，其在加热烹调的时候，维生素C的损失率就相对小一些。另外，烹调蔬菜时也可加些香辛料，如葱、蒜、八角、花椒等。这些香辛料富含多酚和黄酮类物质，具有抗氧化功效，也可减少菜中维生素C的损失。

【鸭血魔芋粉丝汤】

　　材料：鸭血，粉丝，魔芋丝，豆腐，青菜，香菜，葱，姜，高汤，胡椒粉、生抽、盐、醋适量。

　　做法：

1.鸭血切成小块，放入盐水中浸泡片刻；

2.锅中热油，将葱段、姜丝爆香，加入一碗高汤煮沸；

3.放入泡发的粉丝以及洗净的魔芋丝；

4.放入鸭血和豆腐，快煮熟前加入青菜烫熟，加入调味料即可。

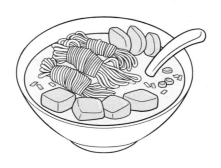

鸭血魔芋粉丝汤

营养点评：

鸭血是很好的补铁食材，购买时尽量买盒装的塑封产品，相对来说更干净卫生，而且可以看到详细的成分配料表。市面上的鸭血豆腐含铁量并不一样，有多有少，这跟豆腐中的含水量有关。比如同样是100克的鸭血豆腐，有的品牌其铁含量在10毫克以上，而有的品牌其铁含量还不到3毫克。另外，有些鸭血豆腐是纯鸭血制作，而有些产品会加入鸡血等其他动物血。这需要我们在购买时，仔细看一下包装上的食品标签，关注配料表和营养成分表。

本道鸭血魔芋粉丝汤将部分粉丝替换成了魔芋丝。这是因为粉丝在加工制作的过程中，很多营养都随水流失了，而魔芋丝富含膳食纤维，比粉丝的营养更好一些。

汤中加入适量豆腐和蔬菜，再搭配上红豆二米饭这样的主食，以及青椒肉末茄子这道菜，可为孩子们提供一顿营养丰富的午餐。

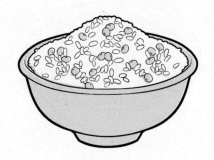

红豆二米饭

晚餐，可以吃鸡胸肉炒三丁、白菜炒平菇、米饭。

【鸡胸肉炒三丁】

材料：鸡胸肉，熟玉米粒，黄瓜，胡萝卜，葱，蒜，盐、胡椒粉、酱油适量。

做法：

1.鸡胸肉切丁，加入盐、胡椒粉和酱油腌制；

2.黄瓜、胡萝卜切丁，熟的鲜玉米脱粒；

3.锅中热油，放葱、蒜爆香，放入鸡胸肉炒变色后，倒入胡萝卜翻炒；

4.九成熟时再放入黄瓜和玉米粒翻炒，加调味品，翻炒熟后出锅。

协和专家给中国儿童的营养指南

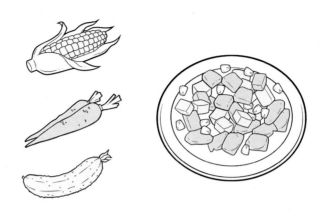

鸡胸肉炒三丁

营养点评：

这道菜营养比较丰富，颜色也比较鲜艳，有黄色、橙色、绿色，符合"餐桌上的一道彩虹"这样的建议。

将不同部位、带皮和不带皮的鸡肉进行对比，可以发现其蛋白质含量存在一定的差别，去皮的鸡胸肉蛋白质含量最高。

鸡不同部位的肉，热量不同。按每100克可食部计：鸡爪的热量是比较高的，为254千卡；鸡翅的热量是194千卡；鸡腿的热量是181千卡；鸡胸肉的热量是133千卡。鸡皮部分存在大量脂肪，每100g鸡皮的脂肪含量为40g，不建议过多食用。

这道菜中的玉米可以替代部分精细主食。玉米不仅味道可口，还含膳食纤维、谷胱甘肽、硒、叶黄素和玉米黄素等多种营养物质。

玉米的颜色有很多，常见的有黄玉米、白玉米和紫玉米。相比白色玉米而言，黄色和紫色的玉米含有更多具有特殊功效的营养物质：黄色玉米相比白色玉米，其胡萝卜素和玉米黄素含量比较高，对视力有帮助；紫色的玉米并非转基因食品，之所以呈紫色，与玉米所含的花青素有关，而花青素具有抗氧化、抗衰老等功能。

此外，还有彩色玉米，是杂交培育而成的，并非转基因食品。

玉米粒最有营养的部位在根部，也就是玉米的胚芽，含多种维生素和矿物质。吃的时候，一定要把玉米的胚根和胚芽全吃进去。

关于葱和蒜爆香，有的家长担心"大蒜炝锅会致癌"这样的说法，其实不必对此有顾虑。大蒜在热油煎炒时，因为含有较多的碳水化合物，在高温中经过"美拉德反应"可产生2A级致癌物丙烯酰胺。2A级致癌物是指对实验动物致癌性证据充分，但是对人致癌的证据有限的物质。俗话说"不能脱离剂量谈毒性"，大蒜作为调味品用量是很少的，日常食用量不用担心。

【白菜炒平菇】

材料：白菜，平菇，葱，姜，香菜，盐、酱油适量。

做法：

1.白菜和平菇洗净，切好；

2.锅中热油，放葱、姜爆香，放入平菇大火炒，翻炒至平菇发蔫，加入白菜；

3.食材炒熟后，加盐、酱油翻炒出锅，撒上香菜末。

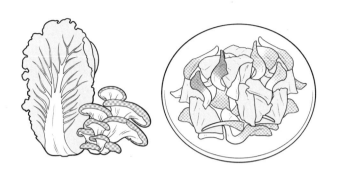

白菜炒平菇

营养点评：

大白菜物美价廉，含有膳食纤维、维生素 C、B 族维生素、钾、钙、镁等营养物质，平菇含有蛋白质和丰富的维生素、矿物质和膳食纤维。这道菜中食材本身自带鲜味，也不用额外加更多的调味品，符合晚餐清淡的标准。

平菇富含赖氨酸，而米饭中缺乏赖氨酸，吃米饭的时候搭配炒平菇，正好起到蛋白质互补的作用，从而提高蛋白质的利用率。

3

儿童常见食材
饮食指南

饮水要点早知道

首先，我们希望大家牢记一句话："不要让孩子出现口渴的感觉。"

俗话说，"人是水做的"，儿童体内的水分占比较成年人更多。正因为水的存在，人体才能实现营养运输、食物消化、体温调节、废物排泄、体液循环等一系列重要的生命活动。只有水存在，我们的生命才存在，我们的生命才得以延续。

当孩子感到口渴的时候，他实际上已经出现比较明确的水分缺失了。也就是说，口渴是身体缺水非常重要的信号，说明身体实在渴得受不了了。身体缺水到非常严重的程度了，才不得不告诉你"我口渴了，你一定要给我喝水"。所以，如果我们总是等到口渴了再去喝水，就会不知不觉中使身体经常处于缺水的状态。这显然是不合适的，因为久而久之，我们体内的很多细胞都会受到影响，我们的新陈代谢也会因此出现问题。如果因饮水过少引起脱水，还会降低认知能力和体能，并增加患泌尿系统疾病的风险。所以，千万不要让孩子养成一种习惯：直到渴了才喝水，不渴的时候不喝水。这种习惯是不好的，一定要想方设法给他纠正过来。

怎么纠正？我有一个办法，就是给孩子建立一个科学的、规律的喝水时间表。大家都有吃饭的时间表，我们的早餐、午餐、晚餐三餐究竟该在几点吃，都是有规律的。但是，孩子还要有喝水的时间表。也就是说，要明确在哪个时间喝水——即使不渴，到了那个时间也要喝水。比如，每个课间喝 100～200 毫升的水，回家后写作业中间休息的时间也去喝点水。

我们必须要知道，孩子在不同年龄段都有一个适宜的饮水量（见下表）。如果孩子做了运动，或者在比较热的环境里出汗了，还可以酌情增加饮水量。

不同人群（轻身体活动水平）饮水摄入量

2～3岁	4～5岁	6～10岁	11～13岁	14～17岁
600～700 毫升	700～800 毫升	800～1000 毫升	1100～1300 毫升	1200～1400 毫升

资料来源：依据《中国居民膳食指南（2022）》内容整理所得。

知道了每天要喝多少水、每天在什么时间喝水之后，我们还要知道喝什么水对孩子的健康最有利。

答案很简单，就是白开水。有些人问："矿泉水行不行？纯净水行不行？"我认为，都可以。白开水、矿泉水、纯净水，这三种都是可选的。白开水的安全性和纯净度都很好，最能解渴，而且它的成本很低，自己在家里制备也很放心。至于矿泉水，因为它通常会存放在塑料瓶中，而目前塑料微粒对人体的影响还需要更多研究，所以我们还是把它作为白开水之外的一个备选。

这里千万要注意的是水温，不要给孩子喝比较烫的水。已经有研究证实，65～70℃的热饮，足以烫伤喉咙或者食管。久而久之，可能造成相关组织部位受损，导致非常不好的结果。

当然，我们也不建议家长动不动就给孩子喝冰水。有些成年人是可以喝冰水的，但是孩子的胃肠道承受能力还相对比较弱。夏天的时候，有的孩子为了图痛快，就喝很多冰水来降温，结果出现胃肠道痉挛。这种例子比比皆是，所以希望家长特别注意。

另外需要提醒大家，我们有些学校或者家里用的是饮水机。如果没有经过清洗消毒，饮水机里容易滋生细菌。桶装水打开后，建议在一周内尽快喝完。而且，每过一个月左右，甚至两周左右，就可以把饮水机的出入水口、内胆、内座等部位严格消毒一次。这是大家要特别注意的。

有的家长问："喝纯净水会不会造成孩子营养不足呢？"这一点不用太担心，水在体内的主要作用是运输，而不是提供所谓的营养。也可以纯净水、矿泉水交替着喝，这样就不用担心喝纯净水会造成营养不足了。

不良饮品要警惕

这里聊一聊我们在生活中较常见的饮品。

第一种，鲜榨果汁。之前我们已经提到了，果汁不是完全不能喝，但还是直接吃水果更健康。果汁不是必需品，也不是首选。它浓缩了水果中的糖分，还丢失了水果中的一些营养，并不比碳酸饮料健康多少。如果有的孩子非常喜欢喝果汁，也可以偶尔让他喝一点儿，总的来说能不喝尽量不喝。

第二种，蜂蜜水。我个人是不提倡给孩子喝蜂蜜水的。为什么呢？第一，蜂蜜的营养价值有限，有些说法把蜂蜜的营养价值夸大了。第二，蜂蜜毕竟有70%以上是糖，如果为了追求甜度长期喝蜂蜜水，会造成孩子摄入的糖分偏多，或者养成喜欢喝甜水的习惯，这是得不偿失的。

对于1岁以下的宝宝，因为有感染肉毒杆菌的风险，所以禁止饮用蜂蜜水。3岁以下的孩子也尽量不喝。对于其他年龄段的孩子，我个人建议尽量不喝。如果实在想喝，就用200毫升的水配上一小汤匙的蜂蜜，偶尔为之，仅此而已。

第三种，茶。12岁以下的儿童不宜摄入含有咖啡因的饮料。6岁以下的儿童，尤其不要喝茶；6岁以上的孩子，为了改善口感，可以偶尔喝一点点淡茶水，但也是能不喝就尽量不喝。茶太浓或者量太大，可能会影响人体对食物中铁或其他营养素的吸收。我们要特别注意这一点。

第四种，咖啡。提醒大家注意，尽量不要给孩子喝咖啡。

第五种，酒。儿童绝对要禁酒，就是滴酒不沾。酒不仅会影响儿童大脑的发育，对全身多个脏器也有相当大的危害。已经有相当多的儿童饮酒特别是大量饮酒以后变成植物人的案例了，有些案例中，甚至造成儿童死亡。有些孩子会不自觉地、图好奇偷偷地喝酒，或者误把家长的白酒当成水喝下去，家长一定要特别注意这些情况。

牛奶怎么喝

为什么每天要喝奶

营养学界一直呼吁"为全民健康加杯奶"。为什么奶对我们很重要呢？

儿童生长发育迅速，钙的需求量较成年人更大。而全国抽样调查的数据显示，2 ～ 11 岁儿童的钙摄入量平均不到 300 毫克 / 日，11 ～ 18 岁儿童的钙摄入量最高也不到 380 毫克 / 日，达到适宜摄入量的儿童仅有 10% 左右。

钙对我们的健康至关重要。不仅心脏、肌肉和神经的正常工作需要钙，骨骼更是离不开钙。儿童缺钙会影响生长发育，严重时可引起营养性佝偻病。成年人缺钙会出现骨质疏松，甚至有发生骨折的风险。而老年人骨折还会有死亡的风险。

想补钙，最好的食物就是奶制品。奶制品含钙量较高，是天然钙质的极好来源。每 100 毫升液态奶可为人体提供 100 毫克左右的钙（不同产品含钙量会有不同）。

除此之外，奶制品还是优质蛋白质的来源。蛋白质的优劣，主要看两个因素：一是看蛋白质中的氨基酸组成跟人体需要的有多接近；二是看这种蛋白质被消化吸收的效率。而牛奶可谓补充优质蛋白质的佳品。

此外，牛奶还含有维生素 B_2、镁、锌等营养物质，是公认的自然界中最接近完美的食物。

每天要喝多少奶

300 ~ 500 克!

《中国居民膳食指南（2022）》将奶及奶制品的推荐摄入量从每人每天不少于 300 克，明确为每人每天 300 ~ 500 克。对于儿童和青少年来说，每天奶制品的摄入量最多可以达到 500 克（见下表）。

不同人群奶制品建议摄入量

食物类别	单位	幼儿		儿童青少年			成年人	
		2 ~ 3 岁	4 ~ 6 岁	7 ~ 10 岁	11 ~ 13 岁	14 ~ 17 岁	18 ~ 64 岁	65 岁 ~
奶制品	克 / 天	500	350 ~ 500	300	300	300	300	300

资料来源：《中国居民膳食指南（2022）》。

注：能量需要量水平计算按照 2 ~ 3 岁（1000 ~ 1200 千卡 / 天），4 ~ 6 岁（1200 ~ 1400 千卡 / 天），7 ~ 10 岁（1400 ~ 1600 千卡 / 天），11 ~ 13 岁（1800 ~ 2000 千卡 / 天），14 ~ 17 岁（2000 ~ 2400 千卡 / 天），18 ~ 64 岁（1600 ~ 2400 千卡 / 天），65 岁 ~（1600 ~ 2000 千卡 / 天）。

有的家长会问："300 克牛奶是多少毫升呢？"由于牛奶的密度接近水的密度，仅略大于水，所以为了好记忆且方便购买，可以姑且将 300 克牛奶跟 300 毫升牛奶画上约等于号，两者的体积其实没差多少。

跟其他奶制品换算的话，300 克牛奶相当于 300 克的酸奶、3 片方形奶酪片（16.6 克／片）或 37.5 克全脂奶粉。

一些孩子喝完牛奶比较容易有饱胀感，在这种情况下，可以把奶分几个时间段来喝，比如早上喝一盒 200 毫升的牛奶，中午加 100 毫升的小罐酸奶，晚上再喝一盒 200 毫升的牛奶。分开饮用还有助于提高钙的吸收效率。

牛奶这么好，是不是喝得越多越好呢

非也！

有些家长希望孩子多补钙，长高个儿，于是给孩子一天喝好几袋牛奶，甚至用喝牛奶来代替喝水。他们觉得只要孩子胃里盛得下，就得拼命喝牛奶，觉得这样补钙量会大大增加。

这种做法是完全错误的。我们常说："适量有益，过犹不及。"

人体对钙的吸收有一个饱和性，如果饮用量特别大，钙反而会吸收得少。原因有二：

其一，牛奶多了，蛋白质也多，高蛋白会令部分钙从尿液中排出；

其二，人体每天对钙的吸收是有上限的，摄入太多是吸收不了的。

此外，大量的奶还会带来高脂肪、高蛋白和高能量，对孩子的健康也会有很多不利的影响。因此，大量饮用牛奶，甚至把牛奶当水喝是绝对错误的。注意一次饮用最多不要超过 500 毫升。

喝牛奶的最佳时间

对健康人群来说，一天中的哪个时间段饮用牛奶都没有实质上的差别，可遵从个人习惯。

但如果是晚上喝的话，与睡觉时间至少间隔 1 小时。

如果存在乳糖不耐受的情况，尽量不要空腹喝牛奶。乳糖不被分解直接进入大肠，会被大肠杆菌等细菌代谢、发酵，从而产酸、产气，导致腹胀、腹泻等不适。如果空腹喝牛奶，这些情况会更严重。

对于超重肥胖、营养过剩的孩子来说，餐前喝一些低脂或脱脂牛奶有助于抑制食欲。

有的孩子存在缺铁的问题，可能正在服用铁剂，那么就要尽量将服用铁剂的时间与喝牛奶的时间隔开，一般来说要间隔 2 小时以上。

喝牛奶的最佳温度：常温即可

有的人喜欢用滚烫的开水冲奶粉，或者将牛奶煮沸，以达到消毒的目的；有的人则喜欢在炎热的夏天将牛奶冰镇后饮用。

其实，正规渠道售卖的大品牌的密封牛奶，已经被消毒处理过了，没有必要再煮沸消毒。尤其是低温冷藏的巴氏奶，煮沸后还会损失一些营养物质。

另外，煮沸的牛奶如果没有放至足够凉饮用，反而对人体有害。国际癌症研究机构已将高于 65℃ 的热饮归为 2A 类致癌物。

过烫的饮品会对消化道产生不良刺激，可烫伤消化道黏膜，从而诱发癌症。而过凉的饮品也会刺激消化道，小孩子喝冰镇牛奶，更容易出现胃肠不适的症状。

如果胃可以适应，牛奶喝常温（20～30℃）的即可。如果喜欢喝热牛奶，可以将整袋牛奶放入温水中泡热后饮用。

对于超市冷藏柜里那种经过巴氏低温消毒的鲜牛奶，如果用明火加热的话，锅中放入牛奶后就要不停地搅拌，加热到40～50℃，最多60℃就可以关火了，不建议煮沸。

奶牛一直产奶，是打了激素吗

有传言说："奶牛都是靠打激素来产奶的，孩子喝牛奶会性早熟。"

其实，奶牛是经过人工选育的适合产奶的专门品种。奶牛大多是靠人工授精，每年怀孕生产后开始产奶的，国内是不允许对奶牛使用激素的。

有的家长还担心牛奶抗生素超标，或其他不好的成分超标。其实，国家对奶制品的质量是有管控的。如果不给孩子喝奶，那孩子一天的钙质和蛋白质的摄入量就难以达标。权衡利弊，奶还是建议喝的。如果实在不放心，也可以给孩子喝有机奶。

有机牛奶更好吗

有机牛奶在整个加工过程中（从奶牛的饲养到产奶、配奶等），均采用无菌化、无污染的操作。

如果家长不追求性价比的话，可以给孩子买有机牛奶。但我个人并不认为其营养价值比普通牛奶有所提升。从正规渠道购买的普通牛奶，只要是合规的产品，都是可以给孩子饮用的。

脱脂牛奶适合孩子吗

对于大多数儿童来说，喝全脂奶就行。实际上，牛奶里的脂肪不见得对身体有坏处。对于正处于发育阶段的孩子来说，牛奶里的脂肪可以为他们的身体发育带来帮助。而且，脱脂牛奶确实没有全脂牛奶好喝，口感差很多。

食物里含有脂肪，并不意味着一定会升高血脂或使人发胖。当然，对于那些血脂已经比较高、体形已经偏胖的孩子来说，喝脱脂牛奶可能更安全。

高钙奶更好吗

有些家长喜欢给孩子选高钙牛奶，觉得加点儿钙总比不加强。

在这里要明确一点：用牛奶补钙，要强调吸收率。食物里的钙，并不是含量越高，吸收就越好。

人体对钙的吸收有一个饱和度，每天能吸收的量基本是恒定的。

人体本来能够从牛奶里吸收到的钙量就这么多，即使额外在牛奶里添加了钙，身体也没有那么大的吸收能力。

如果想多补钙，可以每天喝两袋普通牛奶，没有必要选择高钙奶。

舒化奶是什么意思

牛奶中含有乳糖，乳糖进入人体后需要被乳糖酶分解成单糖，才能被人体吸收。如果人体缺乏乳糖酶，乳糖进入小肠后就不会被完全分解，进而就会进入大肠，在大肠细菌的作用下产酸、产气，甚至可导致腹泻。

舒化奶是将牛奶中的乳糖进行了一定程度的分解，适合乳糖不耐受的人群饮用。因为乳糖具有促进钙吸收的作用，所以对于不存在乳糖不耐受情况的人而言，没必要选择舒化奶。

乳糖不耐受的人如果想喝普通的牛奶，可以尝试把一盒牛奶分成多次喝，并且不要空腹喝，这样有助于降低乳糖不耐受的反应。

早餐奶、谷物奶营养更好吗

很多人会购买早餐奶、谷物奶这类"概念奶"，一是被名字吸引，二是被味道吸引。但这种"奶"其实是在牛奶中添加了水、糖、香精或者谷物等其他成分。

如果在牛奶中添加了其他成分，相对来说，牛奶本身的营养就会被稀释，营养密度会降低，糖类的添加还会增加额外的能量摄入。这类奶并不算牛奶的改良品，而且口感的改善往往就意味着更多的食品添加剂成分，所以更推荐大家购买原味纯牛奶。

纯牛奶和鲜牛奶的区别

纯牛奶也叫超高温灭菌牛奶。这种牛奶用比较高的温度加工而成，加工温度可以达到 130 ~ 150℃。

经过超高温加工的牛奶，不需要添加防腐剂，保质期也可以大幅延长。优点是常温保存，方便携带；缺点是营养素会有一些损失，比如维生素在高温下会有所损失。当然，纯牛奶完全符合国家标准，是非常安全的。

再来看鲜牛奶。这里所说的鲜牛奶，不是指从牛身上刚挤出来的生奶。未经过消毒灭菌的生奶是不能喝的，即使自己加热后，也有感染病菌的风险。

鲜牛奶是指采用巴氏灭菌法处理过的牛奶，它既可以达到与纯牛奶同样的安全标准，同时又最大程度地保留了牛奶中的营养素。不过，鲜牛奶的保质期相比纯牛奶要短很多，通常只有 3 ~ 7 天，而且需要冷藏保存。

如果给孩子选择，有条件的情况下，可以首选鲜牛奶。但选纯牛奶也是没有问题的，两者的营养差别并不是特别大。

骆驼奶、水牛奶、羊奶、牛奶，哪种更值得买

各种奶在蛋白质、维生素和矿物质的含量上会有差别，不过差别不是特别大。骆驼奶、水牛奶、羊奶相比牛奶，可能某些营养素的含量更高一些，但总体来说，牛奶的性价比更高（见下表）。如果牛奶不耐受，喝完会腹泻，那么可以少量尝试一些羊奶等，看看是否耐受。

关于一些奶的特殊保健功效，相关证据多是以动物实验和体外实验为主，和人体并不能等同。这些奶的价格高主要是因为产量少、运输成本高。

牛奶与羊奶的营养成分对比
（液态奶，以每 100 克可食部计）

营养物质	单位	牛奶	羊奶
蛋白质	克	3	1.5
脂肪	克	3.2	3.5
碳水化合物	克	3.4	5.4

营养物质	单位	牛奶	羊奶
钙	毫克	104	82
维生素 A	μg RAE	24	84
维生素 B$_1$	毫克	0.03	0.04
维生素 B$_2$	毫克	0.14	0.12
尼克酸	毫克	0.1	2.1
维生素 E	毫克	0.21	0.19
钾	毫克	109	135
钠	毫克	37.2	20.6
铁	毫克	0.3	0.5
锌	毫克	0.42	0.29
硒	微克	1.94	1.75

资料来源：《中国食物成分表标准版》（第 6 版）。

奶粉和牛奶哪个补钙好

从补钙效果来看，两者差异微乎其微。当然，前提是大家买的奶粉是全脂或脱脂奶粉，而不是甜奶粉。甜奶粉由于添加了糖，其钙含量相对较少。

另外，购买一些去掉乳糖的奶粉，可以避免孩子出现乳糖不耐受的情况。

在挑选牛奶时，要选择配料表的第一位是牛乳的奶类。如果第一位是水，则属于饮料，尽量不要给孩子买。

牛奶和酸奶比哪个好

从营养价值上来说，虽然多数酸奶在制作过程中会加入糖和水，钙含量比纯牛奶略低，不过从补钙的角度来说，酸奶也是优质的钙来源，一般人群选择牛奶或酸奶都是可以的。

如果存在乳糖不耐受、喝牛奶会腹泻的情况，可以尝试少量酸奶，看看是否耐受。

但要注意，加了果汁、果粒的调味酸乳，由于钙被稀释，所以不属于钙的优质来源。而那些"乳酸菌饮料""酸乳饮料"等，都是饮料，不是酸奶。

酸奶大多含糖，怎么挑选

很多人关心酸奶含糖的问题。做酸奶加糖通常是为了改善酸奶的口感，促进乳酸菌的生长繁殖。此外，发酵完成后，如果有适量的糖存在，乳酸菌的生存期可以得到延长。不过，小孩子糖吃多了肯定不好，那怎么挑选呢？

由于酸奶中通常没有淀粉类或者糊精，所以我们可以把营养成分表中的碳水化合物含量当作酸奶中所含有的糖分。这一项目数值，既包括奶中天然含有的乳糖，也包括额外添加的糖。我们要限制的，是其中额外添加的糖。

通常，酸奶中含有 4.4% ~ 4.8% 的天然乳糖，如果一款酸奶，每100 克含有的碳水化合物为 14.5 克，那么减去天然乳糖的数值后，大约每 100 克酸奶中就含有 10 克的添加糖。如果喝 200 克这种酸奶的话，就相当于摄入 20 克左右的添加糖；喝 500 克的话，就相当于摄入 50 克左右的添加糖。

给孩子挑选酸奶时，尽量选碳水化合物的含量低一些的，如果能接受酸奶的酸味，最好选碳水化合物含量在 6% 以下的；如果接受不了，那就尽量选孩子能接受且碳水化合物含量相对低的产品。且一天中喝一小杯（100 ～ 200 克）即可，同时注意控制好一天中总的添加糖摄入量。

也有些酸奶虽然碳水化合物含量低，但是很甜，这是因为它添加了甜味剂。虽然甜味剂比糖要好一些，但也应少吃含有甜味剂的食品，尽量不要让孩子养成吃甜食的习惯。

奶酪可以给孩子们吃吗

奶酪中的钙很丰富。一般来说，100 克奶酪大概可以提供 700 毫克的钙，而 100 克牛奶能提供的钙是 104 毫克左右。另外，100 克鲜牛奶的蛋白质含量大概与 10 克奶酪相同。

奶酪虽然营养丰富，但大多含盐量比较高，还浓缩了脂肪，有的还会额外添加糖以及各种添加剂。所以，给孩子吃奶酪，一定要会挑选。

首先，要看一下产品类型。给孩子选的话，优先选天然奶酪。如果不喜欢天然奶酪的口味，想选再制干酪的话，干酪的比例尽量越高越好。所谓再制干酪，是以干酪为原料，加入水、黄油等辅料，经加热、搅拌、乳化等工艺制成的产品。这种产品的配料表上除了干酪外，还会有黄油、白砂糖等成分。我们处于现在这样的大环境，让孩子一点儿零食都不吃，也不太现实。一些添加剂少的再制干酪口感也不错，可以作为孩子偶尔吃一下的零食。

其次，我们可以看一下营养成分表中的钠含量和钙含量。建议选择钙的 NRV%（营养素参考摄入量）能达到钠的 3 倍的奶酪，脂肪含量越低越好。同时要注意糖、香精等食品添加剂的含量，做好权衡。

另外注意，不要选择用未经巴氏杀菌的牛奶制作的奶酪！不然有可能感染大肠杆菌或李斯特菌。

食用奶酪时可以尽量选小包装的，每次不宜多吃，吃的时候可以加进馒头等主食中，作为一种调味品。

在日常生活中，可以将牛奶、酸奶和奶酪适当交替着给孩子吃，注意控制好一天内总的脂肪、糖和盐的摄入量就好。尤其对于体形偏胖的孩子，家长在选择食品时一定要看清食品标签，为孩子把好关。

豆浆能替代牛奶吗

不能！

从营养成分上看，牛奶中的钙和维生素 A 比豆浆中的多，豆浆中维生素 E 和维生素 K 含量较牛奶要高，但两者最主要的营养区别在于钙的含量。

每 100 克牛奶的钙含量为 104 毫克左右，约是等量豆浆的 10 倍之多。而且，牛奶中的钙非常容易被人体吸收。

因此，豆浆和牛奶可以一起喝，但绝不能用豆浆替代牛奶来补钙。豆浆中的钙含量跟牛奶是不能比的。

鸡蛋怎么吃

蛋白质是构成生命的基础，人的身体离不开蛋白质。对于正在长身体的孩子们来说，优质蛋白质的补充就显得尤为重要。

在这里，建议家长们每天都给孩子吃够鸡蛋。

鸡蛋具体好在哪儿?

首先，鸡蛋是营养较为全面的天然食物。

它含有丰富的蛋白质、脂肪、卵黄素、卵磷脂、DHA、维生素A、维生素D、维生素E、大部分B族维生素，以及铁、钙、磷、钾等人体所需要的矿物质，几乎涵盖了所有的营养素种类！只有一些小缺陷，比如维生素C含量较少。

其次，鸡蛋的蛋白质质量好。

蛋白质是组成人体一切细胞、组织的重要成分。尤其对于成长发育期的儿童来说，蛋白质非常重要。

就补蛋白质而言，牛奶、鸡蛋、瘦肉三样食物都很好，从量到质最好的，且最易获取的就属鸡蛋了。瘦肉在带来蛋白质的同时还会带来其他成分，而一些人对牛奶是不耐受的，牛奶的蛋白质含量也没那么高。

我们知道，氨基酸是组成蛋白质的基本单位，而鸡蛋中蛋白质的氨基酸模式，和人体所需要的那种模式非常相似。这两种模式越接近，人体的氨基酸利用率就越高。因此，在富含蛋白质的各类食物的生物价值评分中，鸡蛋位于榜首。一枚鸡蛋可食用部位按 50 克计算的话，可为人体提供将近 7 克的蛋白质。

此外，蛋黄中丰富的卵磷脂是名副其实的"脑黄金"。脑细胞五分之一的材料就是卵磷脂。不仅如此，大脑神经信号的正常传导，需要乙酰胆碱的帮助，而卵磷脂是乙酰胆碱的原料物质。如果蛋白质和卵磷脂供应不足，可能会影响孩子的脑发育。

鸡蛋吃多少合适

不同人群每周蛋类建议摄入量

食物类别	单位	幼儿		儿童青少年			成年人	
		2 ~ 3 岁	4 ~ 6 岁	7 ~ 10 岁	11 ~ 13 岁	14 ~ 17 岁	18 ~ 64 岁	65 岁 ~
蛋类	克 / 周	140 ~ 175	175	175 ~ 280	280 ~ 350	350	280 ~ 350	280 ~ 350

资料来源：《中国居民膳食指南（2022）》。

注：能量需要量水平计算按照 2 ~ 3 岁（1000 ~ 1200 千卡 / 天），4 ~ 6 岁（1200 ~ 1400 千卡 / 天），7 ~ 10 岁（1400 ~ 1600 千卡 / 天），11 ~ 13 岁（1800 ~ 2000 千卡 / 天），14 ~ 17 岁（2000 ~ 2400 千卡 / 天），18 ~ 64 岁（1600 ~ 2400 千卡 / 天），65 岁 ~（1600 ~ 2000 千卡 / 天）。

一个中等大小的鸡蛋有 50 ~ 60 克。如果是鹌鹑蛋的话，一枚大概有 10 克。低年级的小孩子，如果吃鹌鹑蛋的话，一天可以吃

3 ~ 4 个。

当然，如果孩子哪天偶尔多吃了一个鸡蛋，家长也不用担心超标，这没什么大问题，偶尔多吃一个是可以的。

哪种鸡蛋最好

现在市场上的鸡蛋品种花样繁多，有新鲜、便宜的散装鸡蛋，也有土鸡蛋、柴鸡蛋、绿色鸡蛋，甚至还有生态鸡蛋、杂粮鸡蛋、富硒鸡蛋等，不一而足，价格也是千差万别。

其实，不同种类的鸡蛋，营养素含量差别不大（见下表），与价格差别不成正比。大家不要纠结于什么样的鸡蛋营养价值更高，只需要关注一个原则就可以了：新鲜的鸡蛋最有营养。在大型超市或者正规农贸市场购买鸡蛋，新鲜度相对来说会更有保证一些。

白皮鸡蛋和土鸡蛋营养素含量比较（以每 100 克可食部计）

营养物质	单位	白皮鸡蛋	土鸡蛋
蛋白质	克	12.7	14.4
脂肪	克	9	6.4
碳水化合物	克	1.5	5.6
胆固醇	毫克	585	1338
维生素 A	μg RAE	310	199
维生素 E	毫克	1.23	1.36
维生素 B_1	毫克	0.09	0.12
维生素 B_2	毫克	0.31	0.19
烟酸	毫克	0.2	—
钙	毫克	48	76

营养物质	单位	白皮鸡蛋	土鸡蛋
镁	毫克	14	5
铁	毫克	2	1.7
锌	毫克	1	1.28
硒	微克	16.55	11.5
铜	毫克	0.06	0.32
锰	毫克	0.03	0.06

资料来源:《中国食物成分表标准版》(第 6 版)。

从上表我们可以看出,土鸡蛋的蛋白质、碳水化合物、胆固醇、钙、锰含量比一般的白皮鸡蛋要高,而维生素、镁、硒等营养物质含量不如白皮鸡蛋。

鸡蛋、鸭蛋、鹅蛋、鹌鹑蛋……哪种蛋营养好

从补充蛋白质的角度而言,不同蛋类的蛋白质含量几乎均约为 13 克 /100 克。而脂肪、维生素、矿物质等其他营养的含量各有高低,差别不是很大。无论是鸡蛋、鸭蛋、鹌鹑蛋,还是鹅蛋、鸽子蛋,营养组成并无本质区别。

怎样烹饪鸡蛋更好

就营养吸收和消化率来讲,最健康的鸡蛋烹饪方式是蒸和煮。

从安全的角度来看,给孩子吃的煮鸡蛋,可以在水开后煮 10 分钟左右,确保蛋黄完全凝固。这样更放心,而且口感不老,营养也好。

如果煮的时间过短,鸡蛋容易不熟。我们是不推荐给孩子吃溏心蛋

的。孩子本来免疫力就相对较弱，而吃溏心蛋有感染沙门氏菌的风险。

如果鸡蛋煮久了，蛋黄外层会有一层墨绿色的东西。这主要是由于鸡蛋的蛋清中含有硫元素，在煮鸡蛋的时候，热量从外向内传播，在蛋清和蛋黄的交界处，蛋清中的硫会形成少量硫化氢并与蛋黄中的铁结合，形成墨绿色的硫化亚铁。

一般煮鸡蛋的时间越长，硫化亚铁会越多，蛋黄就会越绿。但鸡蛋中能形成的硫化亚铁总量很少，不会对身体造成伤害，对鸡蛋的营养价值影响也较小。不过，如果煮的时间过长，蛋白质过分凝固，会影响消化吸收。

有的孩子不爱喝牛奶，或者不爱吃鸡蛋，我们可以尝试用牛奶蒸鸡蛋。把 2 个鸡蛋打散后加 200 毫升牛奶，隔水蒸 10 分钟。这样蒸出来的鸡蛋营养更全，味道也更可口，可搭配其他食材一起食用。

建议家长们尽量少给孩子吃煎鸡蛋。

首先，鸡蛋是极其吸油的食材，炸散的鸡蛋吸油率大概在 43%。我们看外面餐厅里卖的摊鸡蛋，油光油光的，里面就含有不少油。这样高油的食物，是不建议给孩子们食用的，尤其对于超重、肥胖的孩子来说，要更加注意。

其次，鸡蛋本身是富含胆固醇的物质，胆固醇的结构不稳定，受光、热、氧作用时，可引起自动氧化反应，生成多种胆固醇氧化产物（COPs）。这种物质可引起细胞毒性、DNA 损伤，还可造成血管内膜损伤，诱发动脉粥样硬化和神经衰弱等慢性病。

胆固醇在高温下遇到油脂以后，氧化过程会加速，所以鸡蛋这种富含胆固醇的食物，并不适合使用油煎的烹调方法。一般来说，用鸡蛋炒菜还是可以的，鸡蛋被来回翻炒，没有直接油煎那么高的温度。

最后，不能脱离剂量谈毒性，偶尔吃点煎鸡蛋是没问题的，一般人群并不用为此担心多虑。但是，最好还是不要让孩子从小就养成吃油煎鸡蛋的习惯，以免日积月累，对健康产生不利影响。

孩子不爱吃蛋黄怎么办

蛋黄是鸡蛋的精髓。蛋黄中的卵磷脂对孩子的大脑发育非常有益，而且蛋黄富含维生素 A，对天天学习、用眼的孩子也有帮助。蛋黄中含有一点儿维生素 D，可以帮助钙吸收，还含有铁、磷等矿物质。总之，不吃蛋黄是一件很可惜的事。

如果孩子不喜欢吃蛋黄，我们可以想办法在烹调时把鸡蛋黄搭配在孩子喜欢的食材中，比如做成蛋黄虾仁蔬菜粥，或者把蛋黄煮熟后，打进豆浆里，也可以用鸡蛋和面、做蛋炒饭等。

网上有一种叫扯蛋器的小工具，可以把生鸡蛋的蛋黄和蛋清打均匀，这样煮出来的就是"黄金蛋"，口感比较 Q 弹，没有蛋黄那么噎人，也可以让孩子尝试一下。

鸡蛋会传染禽流感吗

禽流感病毒对热的抵抗力较弱，食用完全煮熟的鸡蛋是安全的。不过，在购买与贮存鸡蛋的过程中，要注意一些细节。

在选购时，尽量选购蛋壳表面干净，不带粪便的鸡蛋。买够一周的食用量即可。由于我们不知道鸡蛋购买前在超市待了多久，所以还是尽量少量买，尽快吃。

还要注意，尽量不要直接将鸡蛋暴露在冰箱里，因为蛋壳表面携带了许多污染物，容易污染冰箱里的其他食物。

可给鸡蛋套上双层的清洁食品用塑料袋，扎紧密封后放入冰箱，也可用专门存储鸡蛋的保鲜盒密封。鸡蛋放好后，要记得洗手。

每次取用鸡蛋时应小心，避免让蛋壳接触冰箱内壁和其他食物。把鸡蛋取出来后，应立即将蛋壳清洗干净，然后再烹调。若需要打蛋液，要将盛装过生鸡蛋的餐具彻底清洗消毒。

鸡蛋能搭配豆浆吃吗

可以的！

一些人听说豆浆和鸡蛋不能一起吃，因为豆浆中有一种抑制胰蛋白酶活性的物质，会影响鸡蛋的消化和吸收。

其实，豆浆中的胰蛋白酶抑制因子会随着豆浆的加热而失活，不再具有抑制胰蛋白酶活性的功能。所以还是鼓励大家早上吃一个鸡蛋。

猪肝怎么吃

猪肝中含有丰富的蛋白质、维生素 A 和铁。而且，猪肝中还富含卵磷脂，卵磷脂对于大脑的构建及运行有重要作用。

有些家长认为猪肝是"排毒器官"，所以总是心存戒备，不敢给孩子吃。其实，猪肝还是有一定营养价值的，只是食用时有些事项要加以注意。

猪肝的营养价值

首先，猪肝可以明目。这是由于猪肝里含有维生素 A，维生素 A 可以提高夜视力。学生经常需要在晚上对着电脑学习，或者在灯光比较暗的房间里学习，眼睛需要感光能力，而眼睛感光就需要一种叫作"视紫红质"的物质。

视紫红质的构成原料就是维生素 A。如果体内缺乏维生素 A，就相当于人体缺少了感光的"底片"，就会导致夜视力下降，也就是人们常说的"夜盲症"。有些人甚至会出现角膜溃疡、干眼病，乃至失明。所以，维生素 A 对视力具有非常重要的作用。

其次，猪肝中含有的维生素 A 还可以保持皮肤健康。不吃含维生素 A 食物的人，或是维生素 A 严重缺乏的人，皮肤容易变得疙疙瘩瘩，甚至出现像"蛤蟆皮"一样的肤质。

再次，猪肝中微量元素的含量非常高，比如铁元素，含量是 22.6 毫克 /100 克。猪肝补铁的效率比其他食物要高出很多，而且这种补铁方式又不会使人出现铁元素中毒。除此之外，猪肝中的锌、锡含量同样很高。

最后，从补充蛋白质的角度来看，猪肝的蛋白质含量能达到 20%。所以，从整体来看，猪肝是营养成分相当全面的一种食物，其营养价值不容忽视。正处于生长发育期的儿童需要适当吃一些猪肝。

吃猪肝要注意什么

需要注意的是，猪肝的维生素 A 含量实在是太高了，达到了 6502μg RAE（微克视黄醇活性当量），这是优点，但我们也要预防维生素 A 摄入过量导致的中毒，毕竟其他很多食材中也含有维生素 A。一般来说，没有禁忌的一般人群一个月吃上 2 ~ 3 次即可（见下页表）。

另外，猪肝的嘌呤、胆固醇含量也高，有相关饮食禁忌的人群不宜食用。

此外，还要提醒大家，吃猪肝的时候一定要注意安全。

不同年龄每日维生素 A 可耐受最高摄入量及对应的猪肝重量

年龄（岁）	维生素A可耐受最高摄入量[①]（μg RAE）	对应的猪肝重量（克）
1 ~	700	11
4 ~	1000	15
7 ~	1300	20
9 ~	1800	28
12 ~	2400	37
15 ~	2800	43
18 ~	3000	46

资料来源:《中国居民膳食营养素参考摄入量》（2023 年版）及《中国食物成分表标准版》（第 6 版）。

肝脏是毒素的集中地、代谢地和消除地。因此，肝脏本身也会多多少少含有一些需要代谢和消除掉的毒素。

曾经有餐馆流行吃带血的肝，宣称其口感特别嫩。这里提醒大家，别吃这种菜，一口也不要吃，永远不要吃。爆炒后还带血丝的猪肝，里面的寄生虫、细菌、毒素等没有被完全清除，食用者只能靠身体的抵抗力来防止中毒或者防止污染，风险是非常大的。

烹饪猪肝时，一定要把它做熟、做烂，宁肯做得口感过烂，也绝不能半生半熟地吃。

在自己家里做猪肝时，需要对猪肝进行一些前期处理。

遵循的步骤是：一洗，二泡，三烹调。要反复地用水洗，洗得越干净越好。要泡，泡的时间长一点儿也问题不大，因为猪肝里一些好的营养素是泡不掉的，反而是毒素能被泡掉一些。烹调时间尽可能长一点儿，这样能更熟、更烂。

---

① 可耐受最高摄入量（UL）：平均每日摄入营养素的最高限量。"可耐受"是指这一摄入水平在生物学上一般是可以耐受的。对一般群体来说，摄入量达到 UL 水平，对几乎所有个体均不致损害健康，但不表示达到此摄入水平对健康是有益的。

水果怎么吃

水果食用方便，且无须烹调加热，其营养成分不会因烹调而受损，是孩子们获得维生素、矿物质、膳食纤维和植物化合物的重要来源。但对一些身材肥胖的孩子来说，吃水果要尽量选择低糖的种类。

但有些家长会进入一个误区：凭借口感的甜与不甜来判断水果的糖分有多少。他们认为尝起来甜的水果含糖量高，要少吃些；尝起来不甜的水果含糖量比较低，多吃些没有关系。

其实，甜的水果含糖量未必高。

比如夏天吃的西瓜，口感很甜，这是因为西瓜里所含的糖是甜度很高的果糖。

但同时西瓜的含水量很高，90%都是水分，所以西瓜中的糖分比例相对来说是比较低的。因此，吃一小块西瓜，吃下去的大部分都是水。当然，有的朋友一口气吃半个西瓜，那就单说了。食材摄入总量增加了，那摄入的总糖分也是会增加的。

有些吃起来不甜的水果，含糖量却未必少。

比如火龙果，它的碳水化合物含量比西瓜高很多，只是口感没有那么甜而已。

所以，判断食物中含糖多少，光靠口感是不行的，因为甜度并不与含糖量成正相关。这主要是因为常见碳水化合物包括葡萄糖、果糖、蔗糖、淀粉等多种类型，糖的种类不同，表现出来的甜度也不同。

判断水果含糖量多少，可以参考碳水化合物总含量。

比如，按含糖量高低划分的话：

西瓜、草莓属于低糖水果；

苹果、橙子属于中糖水果；

波罗蜜、榴梿属于高糖水果。

所以，对于需要控制糖分摄入的人来说，有些尝起来比较甜的水果（如甜瓜、蜜瓜、苹果、橙子等）也是可以适当食用的，没必要将吃起来很甜的食物一概拒之门外，注意控制好食用总量即可。但是，对于尝起来不甜的食物也不可以掉以轻心。

下表是一些常见水果的碳水化合物含量，供大家在日常生活中参考。

水果碳水化合物含量一览表（以每100克可食部计）

排序	水果	含量（克）
1	鲜枣	30.5
2	榴梿	28.3
3	波罗蜜	25.7
4	沙棘	25.5
5	香蕉（甘蕉）	22.0
6	人参果	21.2
7	海棠果	19.2

排序	水果	含量（克）
8	石榴	18.5
9	柿子	18.5
10	山竹	18.0
11	荔枝	16.6
12	桂圆	16.6
13	无花果	16.0
14	中华猕猴桃	14.5
15	桑葚	13.8
16	金橘	13.7
17	库尔勒香梨	13.4
18	火龙果	13.3
19	巨峰葡萄	12.0
20	红富士苹果	11.7
21	橙	11.1
22	蜜桃	11.0
23	菠萝	10.8
24	蜜橘	10.3
25	西梅	10.3
26	樱桃	10.2
27	柚子	9.5
28	枇杷	9.3
29	杏	9.1
30	李子	8.7
31	哈密瓜	7.9
32	鳄梨	7.4

排序	水果	含量（克）
33	木瓜	7.2
34	草莓	7.1
35	西瓜	6.8
36	杨梅	6.7
37	甜瓜	6.2
38	柠檬	6.2
39	黄河蜜瓜	4.0

资料来源：《中国食物成分表标准版》（第 6 版）。

　　关于吃水果，这里还要多说几句。在生活中，不少家长误认为"维生素＝水果"。实际上，水果主要提供维生素 C、膳食纤维和一些植物化学物，不能提供 B 族维生素或其他维生素。想补充维生素，还是需要注意膳食均衡。

　　另外，不少人听说过"水果早上吃是金，下午是银，晚上是铜"之类的说法。其实，只要新鲜，同类水果的营养价值是近似的，任何时间段（早、中、晚）吃都没有太大的差异。

　　当然，吃水果最好放在两餐之间。上午十点或者下午三四点是吃水果最好的时间。如果实在做不到两餐之间吃水果，那就放在正餐的餐前吃。如果只能晚上吃，最好在晚上八点之前吃，最晚也尽量与睡觉时间间隔 1 ~ 2 小时。

蔬菜怎么吃

蔬菜普遍含有维生素、矿物质、膳食纤维和植物化学物，能量低，对于满足人体营养素的需要、保持肠道正常功能以及降低慢性疾病的发生风险有重要作用。

蔬菜的品种不同，所含的营养成分也有所不同：

叶菜类（如白菜、菠菜等）主要含维生素 B_2、维生素 C 以及胡萝卜素，矿物质的含量也较多，尤其是铁、镁等；

瓜茄类（如冬瓜、茄子、番茄等）含碳水化合物、维生素 C、胡萝卜素较多；

根茎类（如萝卜、莲藕、芋头、莴苣等）一般以淀粉为主，但其他营养素各有不同，如萝卜含有碘、溴，莴苣含有铜、锰、碘，芹菜含钙、黄酮等。

吃蔬菜最基本的原则是：每天要吃够膳食指南的推荐量，种类最好在 3 种以上，能在 5 种以上更好，根、茎、叶、花、果和菌藻类，每天摄入的种类越多越好；特别是菌藻类，如蘑菇、黑木耳等，最好每天都有。对于根茎菜、叶菜和瓜菜，如果实在比较忙，顾不上每天都交替搭配，那么可以以7天为一个单位进行搭配组合。

比如，今天以叶菜为主，明天以瓜菜为主。这样交替着吃，把孩子的食谱丰富起来，这样摄入的营养才均衡、全面。

每天选择的蔬菜，尽量包含3种以上的颜色，如绿、红、黄、紫等。先选择一个基本的绿色蔬菜，然后搭配着红或者黄色的蔬菜，再加点紫色的蔬菜就更完美了。尽量让餐桌像一道彩虹。

蔬菜的选择以绿叶菜为主，同时要注意多添加深颜色的蔬菜，如南瓜、胡萝卜、紫甘蓝、茄子、番茄、辣椒等，这样就可以形成一个更加完整的抗氧化体系。

绿叶菜里含有以膳食纤维、叶绿素、叶黄素、维生素C为主体的营养元素，而深色蔬菜中又包含了如花青素、番茄红素、β-胡萝卜素等营养元素。这些营养元素共同构成了一个更加立体、完整的抗氧化体系，比单一的维生素C的抗氧化作用要大几十倍。

尽量餐餐都要有蔬菜，尤其是早餐，有些朋友不习惯吃蔬菜，但在一餐的食物中，蔬菜的重量应当占总含量的1/2。

对于一些有特殊状况的人群，蔬菜摄入量要适当减少，如做过胃肠道手术的、患功能性消化不良的、胃肠道有炎症的人群。这类人群如果大量食用富含膳食纤维的蔬菜，会引发胃肠道不耐受，常见的症状有腹胀、腹泻等，所以蔬菜的摄入量可以适当地减少。

科学吃蔬菜，应掌握以下三个要点。

1. 尽量食用新鲜蔬菜

新鲜蔬菜里所含的营养素，特别是维生素C，要比干菜、咸菜多。

一时吃不掉的蔬菜，要妥善保管，切忌把菜长时间浸在水里，也不要长时间晒太阳或者放在吹风的地方。

新鲜的青菜放在家里不吃，便会慢慢损失一些维生素，如菠菜在20℃的环境下存放24小时，维生素C损失可达84%。

2. 煮菜、炒菜时间不能太长

菜中的多种维生素，受热容易被破坏。因此，煮菜时间应尽量缩短，同时水不要加得太多，火候大小要适当。炒菜一般以急火快炒比较好，不仅色美味好，而且营养损失少。炒菜时加少许醋，也有利于维生素的保存。

3. 并不是所有蔬菜都适合生吃

蔬菜生吃存在很多安全隐患。比如，生吃水生植物可能感染寄生虫，我们常见的荸荠、菱角、茭白和莲藕都属于水生蔬菜，如果生吃，可能会感染布氏姜片吸虫等，这样的蔬菜要加热以后再食用。

此外，一般来说，颜色浅、口感脆的蔬菜比较适合生吃。要生吃蔬菜，最好选择生菜、大白菜、黄瓜、洋葱、芹菜、白萝卜等颜色浅或质地脆的蔬菜。生吃的蔬菜要确保卫生，能削皮的要削皮，也可用热水稍微焯一下，杀菌后再吃。

深绿色、红橙色的蔬菜只有经过合理的烹饪，其所含的营养素才能更好地被人体吸收。因为大部分绿叶蔬菜中存在草酸，不利于人体对钙和镁的吸收。经过烹调加工，可除去部分草酸，提高蔬菜中钙、镁元素的利用率。

红橙色的蔬菜大都富含类胡萝卜素，这种营养只溶于油脂，适当用油加热烹调，或者同餐搭配含有油脂的食物，有助于提高其吸收率。

4

儿童膳食营养
补充指南

补钙怎么吃

补钙一向是非常重要的话题，可以说是贯穿一个人一生的大事。人的骨量在 30 岁以前是慢慢上升的，30 岁以后骨量开始下降。如果下降到一定的程度，就会引发骨质疏松。每日注意摄入充足的钙质，就好比往银行中储存积蓄，30 岁前钙量储存得越多，30 岁后能提供给机体的钙量自然也越多。所以，补钙要从小抓起。

对于孩子来说，由于生长发育的需要，他们对钙的需求量是比较大的。如果长期缺钙或者缺钙程度比较严重的话，可能出现生长迟缓、骨骼肌疼痛，甚至患佝偻病等问题。

通常，家长们很难凭借孩子的一些表现来判断是不是缺钙，所以要去看医生，并且结合相关的化验检查资料来获得综合性的判断。

不同人群每天需要多少钙呢？我们可以参考下页表格中的数据。

不同人群钙元素每日推荐摄入量（RNI）或适宜摄入量（AI）

年龄（岁）或生理状况	钙摄入量（毫克）
0~	200（AI①）
0.5~	350（AI）
1~	500（RNI②）
4~	600（RNI）
7~	800（RNI）
9~	1000（RNI）
12~	1000（RNI）
15~	1000（RNI）
18~	800（RNI）
30~	800（RNI）
50~	800（RNI）
65~	800（RNI）
75~	800（RNI）
孕妇（早期）	+0（RNI）
孕妇（中期）	+0（RNI）
孕妇（晚期）	+0（RNI）
乳母	+0（RNI）

资料来源：《中国居民膳食营养素参考摄入量》（2023 年版）。

注："+"表示在相应年龄阶段的成年女性需要量基础上增加的需要量。

---

① 适宜摄入量（AI）：指通过观察或实验获得的健康人群对某种营养素的需求量。在个体需要量的研究资料不足，不能计算 EAR，也不能求得 RNI 时，可通过设定 AI 来代替 RNI。AI 的准确性远不如 RNI，且可能高于 RNI，因此使用 AI 比使用 RNI 要更加小心。

② 推荐摄入量（RNI）：可以满足某一特定性别、年龄及生理状况群体中绝大多数个体（97% ~ 98%）需要量的某种营养素摄入水平。长期以 RNI 水平摄入某一营养素，可满足机体对该营养素的需要，维持组织中适当的营养储备和机体健康。

补钙最有效的方法是摄入奶类及奶制品，像牛奶、酸奶、奶粉等。奶类中的钙磷比例比较协调，还含有维生素 D、乳糖、氨基酸等促进钙吸收的因子，所以推荐大家每日通过饮用奶类来补钙。

在补钙的效果上，牛奶、酸奶、奶粉是等价的。酸奶由于在发酵过程中去掉了 1/3～1/2 的乳糖，所以人体对它的耐受性要比牛奶好得多。

在保证奶制品摄入充足的前提下，再加上均衡的饮食，按照不同年龄段的膳食宝塔图把各类食材吃够量，基本就能够满足人体正常的钙需求了。

除了奶制品，重点关注这些高钙食材

1.豆腐等豆制品

由大豆制成的豆腐可以分为三大类——北豆腐、南豆腐和内酯豆腐，这三种豆腐含钙量相差较大，所以并不是所有豆腐都可以用来补钙。

北豆腐一般以盐卤（氯化镁）为凝固剂，100 克北豆腐含 138 毫克钙，常吃有补钙效果。

南豆腐又称"嫩豆腐"，一般是以石膏（硫酸钙）为凝固剂制成的。100 克南豆腐含 116 毫克钙，钙含量也比较高，可以用来补钙。

内酯豆腐是用葡萄糖酸 - δ - 内酯为凝固剂生产的豆腐。100 克内酯豆腐含 17 毫克钙，相对来说钙含量并不算高。

有家长问："豆浆是钙的好来源吗？可以用喝豆浆替代喝牛奶来补钙吗？"事实上，豆浆中的钙含量并不高。每 100 克牛奶的钙含量为 104 毫克左右，约是等量豆浆钙含量的 10 倍。

2. 水产品

一些水产类如河虾、鲈鱼、贝类等，钙含量也很高。

有家长问："吃虾皮补钙可行吗？"

虾皮的钙含量约为 991 毫克 /100 克，几乎为牛奶的 10 倍。虽然虾皮的单位含钙量比较高，但是我们一次吃虾皮的量很少，因为虾皮主要起的是提味的作用，比如在做汤或者是炒菜的时候作为配菜，很难大量地吃。

如果大量吃虾皮的话，会有两个问题：第一，虾皮里的钙在人体中的吸收效率不高；第二，虾皮里有很多钠离子，也就是含盐量偏高，所以在补钙的同时，我们把很多钠也吃进去了，这是得不偿失的。而且，钠和钙都伴随尿液排出，钠排出量增多，钙的排出量也会增多。

3. 绿叶菜

荠菜、油菜、芥蓝、小白菜、西蓝花、羽衣甘蓝等都是钙含量较高的绿叶蔬菜。蔬菜还可以为我们提供有益骨骼健康的其他营养，比如镁，镁缺乏会造成钙的代谢异常，机体摄入足量的镁有助于减少骨骼中钙的流失。

要注意的是，有些蔬菜中的钙在人体内的吸收率不高，主要原因是这些蔬菜中含有的植酸盐和草酸盐会影响钙的吸收。尤其口感发涩的菜，比如菠菜、苋菜等，这类菜在烹调之前要先焯水一分钟，去除部分草酸，从而提高钙的吸收率。

4. 坚果种子类

坚果种子类食物的钙含量整体较高，但是我们每天吃的量比较少，孩子们吃的时候还有窒息的风险，所以不作为补钙的首选。

还有人问，芝麻也属于种子类，用它加工成的芝麻酱能补钙吗？芝麻酱里确实有钙，但是，存在两个问题：第一，芝麻酱不是主要的食物，也是不能够大量吃的。因为芝麻酱里有大量的油脂，如果孩子吃了大量的芝麻酱，倒是能补一定的钙，但是油脂摄入也比较多。这对孩子的生长发育是不利的。第二，芝麻酱里的钙在人体中的吸收率，比起牛奶来，还是稍微弱一点儿。

所以，坚果种子类以及它们的加工制品，只能作为辅助补钙的食材，而不能作为补钙的主力军。

另外需要特别说明的是，有的家长会给孩子喝骨头汤补钙。实际上，骨头汤的含钙量极低，因为骨头汤里的钙不在汤里，而是在骨头里。骨头中的钙结合得非常紧密，很难通过做汤的方法把这些钙从骨头里析出来。

关于补钙，肯定有家长会问："要不要给孩子吃钙补充剂呢？"

这里告诉大家，一定要坚持一个原则：只要能食补，就不要药补。

原因有两个：

第一，喝牛奶补钙有利于让孩子养成每天喝牛奶的良好习惯；

第二，钙片中的钙是浓缩的，给肾和内脏带来的负担要比奶制品高。

所以，从安全的角度，以及帮助孩子未来养成良好习惯的角度来看，没特殊情况的话，还是要尽量通过均衡膳食（尤其是食用奶制品）来补钙，而不是服用钙片。

如果盲目服用钙补充剂，但饮食不科学，其他与骨骼健康相关的营养物质如钾、镁、维生素 C、维生素 K 等就会摄入不足，骨骼也难以达到健康状态。同时，其他营养也可能会缺乏。

当然，如果有特殊原因，实在无法从膳食中获得充足的钙，这个时候可以遵医嘱，选择适合孩子的营养补充剂。

　　　　　　　　　　　　　　协和专家给中国儿童的营养指南

说到补钙，一定不能忘了补充维生素 D。维生素 D 的作用是促进钙吸收。大家注意，维生素 D 主要不是吃进去的，食物里含的维生素 D 少得可怜。如果想通过食物补充维生素 D，可以吃点儿沙丁鱼、三文鱼、动物肝脏等，但是效率很低。

维生素 D 最有效、最经济、最安全的补法是每天晒 10 ~ 15 分钟太阳。到户外去，不要隔着玻璃，隔着玻璃晒太阳是没用的。要到户外去，把脸、手、胳膊露出来，暴露一定的皮肤，晒 15 分钟。如果在北京这样的北方地区，秋冬季最好在中午晒太阳。早上 10 点以前和下午 3 点以后，晒太阳补充维生素 D 的效率不高。

当然，有些情况没有办法晒太阳，例如连续阴天，或者有雾霾等，那么可以服用维生素 D 补充剂。补充剂最好在医生或者营养师的指导下服用。

这里给大家介绍两款补钙的食谱。

【豆腐炒豌豆】

材料：豆腐，豌豆，猪肉，葱，蒜，盐、酱油适量。

做法：

1. 把猪肉、豆腐洗净，猪肉切片，豆腐切块，豌豆洗净；

2. 起锅烧油，用葱和蒜爆香，加肉片爆炒；

3. 加入豌豆爆炒片刻；

4. 加入适当的开水，然后再加豆腐，中火焖 15 分钟，加入适量盐和酱油；

5. 再焖 5 分钟左右，就可以出锅了。

【番茄虾仁】

材料：虾仁，鸡蛋，葱，姜，番茄酱、盐、酱油适量。

做法：

1. 热锅凉油，放进虾仁，炒到变红后盛出来；

2. 将少量的番茄酱放在碗里，加上适量的水稀释；

3. 锅中热油，加入葱末、姜末炒香，然后加入番茄酱、少许盐和酱油，用中小火加热，微微冒泡的时候，把虾仁加进去，炒到调料包裹在虾仁上后，就可以出锅了。

当然，要强调一下，这两道菜肴的补钙效果都不如牛奶。日常一定要保证孩子的饮奶量，让孩子从小养成多喝牛奶的好习惯。

只要平时注意多进行户外活动、多晒太阳，再加上合理的饮食搭配，孩子补钙就不是一句空话。下面，我们来看一下高钙食物列表。

高钙食物一览表（以每 100 克可食部计）

类别	名称	钙含量（毫克）
奶及奶制品	奶皮子	818
	奶酪（干酪）	799
	奶疙瘩（奶酪干、干酸奶）	730
	全脂奶粉	928
	奶片	269
	炼乳（甜，罐头）	242
	酸奶（全脂）	128
	牛奶（全脂）	107
蔬菜（鲜）	胡萝卜缨（红）	350
	金针菜（黄花菜）	301

类别	名称	钙含量（毫克）
蔬菜（鲜）	荠菜	294
	苋菜（绿）	187
	乌菜（乌塌菜、塌棵菜）	186
	苋菜（紫）	178
	油菜薹	156
	茴香	154
	油菜	148
	毛豆	135
	芥蓝	121
	甜菜叶	117
	香菜	101
菌藻类	干发菜	1048
	干海带（昆布）	348
	干紫菜	264
	干木耳	247
豆及豆制品	豆腐干（代表值）	447
	素鸡	319
	千张	313
	豆腐皮	239
	黑豆（干）	224
	豆腐丝	204
	青豆（干）	200
	黄豆（大豆）	191
	红芸豆（干）	176
	虎皮芸豆（干）	156
	南豆腐	113
	北豆腐	105
	豆浆粉	101

类别	名称	钙含量（毫克）
坚果	炒榛子	815
	黑芝麻子	780
	白芝麻子	620
	炒花生仁	284
	炒松子	161
	炒杏仁	141
	葵花子仁	115
水产品	田螺	1030
	虾皮	991
	螺（代表值）	722
	白虾米	403
	河虾	325
	泥鳅	299
	海参	285
	鲍鱼（杂色鲍）	266
	河蚌	248
	海蟹	208
	沙丁鱼（沙鲻）	184
	海蜇皮	150
	海虾	146
	鲜扇贝	142
	鲈鱼（鲈花）	138
	河蟹	126
	鲽鱼（比目鱼、凸眼鱼）	107
调味品	芝麻酱	1170

资料来源：《中国食物成分表标准版》（第6版）。

补铁怎么吃

贫血是儿童时期的孩子们经常出现的一种疾病，家长却往往严重低估了它的危害。

患有贫血的孩子，从外观看，可能脸色苍白，有的时候注意力不集中，也比较烦躁，有的时候食欲不好，指甲也比较脆。如果深究起来，我们会发现这个孩子体质比较弱，容易感染，容易出现免疫力低下、发育迟缓等问题。

需要特别注意的是，如果孩子患有轻度贫血，我们肉眼是看不出来的。往往是孩子到医院体检，家长才发现这个问题。因此，儿童贫血容易被家长忽视，这就会造成贫血引发的全身性影响长期存在，孩子的智力发育也可能会受影响。

很多家长一说到贫血，就会想到要补铁了。但是如果只补铁，不补其他的，或者说不管什么类型的贫血都补铁，那就错了。贫血的类型比较多，不是说所有的贫血都是缺铁性贫血，这一点要到医院去就诊判断。

如果确定是缺铁性贫血这一类型，那么就要注意铁的补充。铁是我们人体必需的微量元素，缺了它以后，人出问题是必然的。缺铁性贫血，在各种贫血中占的比重最高，在孩子中发生的概率也非常大。曾有流行病学调查发现，我国 7 个月 ~ 7 岁儿童缺铁的概率高达 40.3%，患缺铁性贫血的概率达到了 7.8%。

所以，希望家长们从膳食营养方面注意，给孩子有效地补充铁质。下面，我们来看一下我们每日需要摄入多少铁元素。

不同人群铁元素每日推荐摄入量（RNI）或适宜摄入量（AI）

年龄（岁）或生理状况	铁摄入量（毫克）	
	男	女
0~	0.3（AI）	
0.5~	10（RNI）	
1~	10（RNI）	
4~	10（RNI）	
7~	12（RNI）	
9~	16（RNI）	
12~	16（RNI）	18（RNI）
15~	16（RNI）	18（RNI）
18~	12（RNI）	18（RNI）
30~	12（RNI）	18（RNI）
50~	12（RNI）	10（RNI，无月经）
		18（RNI，有月经）
65~	12（RNI）	10（RNI）
75~	12（RNI）	10（RNI）
孕妇（早期）	—	+0（RNI）
孕妇（中期）	—	+7（RNI）
孕妇（晚期）	—	+11（RNI）
乳母	—	+6（RNI）

资料来源：《中国居民膳食营养素参考摄入量》（2023 年版）。
注："+"表示在相应年龄阶段的成年女性需要量基础上增加的需要量。

协和专家给中国儿童的营养指南

下面是一份常见食物铁含量排行榜。

部分常见食物铁含量（以每 100 克可食部计）

名称	铁含量（毫克）
黑木耳（干）	97.4
紫菜（干）	54.9
蛏子	33.6
鸭血（白鸭）	30.5
鸡血	25.0
猪肝	23.2
黑芝麻子	22.7
秋蛤蜊	22.0
海参	13.2
鸡肝	12.0
豆腐皮	11.7
虾米（海米、虾仁）	11.0
香菇（干）	10.5
荞麦（带皮）	10.1
葡萄干	9.1
猪血	8.7
黄豆（大豆）	8.2
赤小豆（干）	7.4
腰果（熟）	7.4
牡蛎（海蛎子）	7.1
黑豆（干）	7.0
山核桃（干）	6.8
虾皮	6.7

名称	铁含量（毫克）
鸡蛋黄	6.5
小米	5.1
羊肉（后腿）	4.0
藜麦（散装）	3.4
牛肉（后腿）	3.3
鹌鹑蛋	3.2
瘦猪肉	3.0
菠菜（鲜）	2.9
燕麦	2.9
枣（鲜）	1.2

资料来源:《中国食物成分表标准版》（第6版）。

要注意的是，不同食物补铁的效率差距非常大。动物中含有的铁为血红素铁，在人体中的吸收率是20%～30%；植物中含有的铁又称"非血红素铁"，在人体中的吸收率为1%～2%，因而动物性食物补铁效果更好。

有些家长听说红枣补铁，但红枣中含有的也是非血红素铁，在人体中的吸收率很低。当然，新鲜的大枣富含维生素C，维生素C可以辅助铁的吸收。从这个角度来看，吃枣对补铁也是有一些帮助的。

真正的补铁，主要靠动物性食品来完成，比如蛏子、鸭血、猪肝、蛤蜊、蛋黄、瘦肉等。除了补充这些含铁量高的食物外，还要注意补充其他的营养素。新鲜的蔬菜、水果里富含维生素C，可以促进铁在体内的转化，增加它的吸收率。

在这儿，我给大家介绍一款补铁的食谱，就是猪肝萝卜粥。

【 猪肝萝卜粥 】

材料：猪肝，大米，白萝卜，白萝卜缨，葱，姜，胡椒粉、橄榄油、生抽等适量。

做法：

1.猪肝洗净、浸泡至没有血水，切成小块，加上葱、姜、醋、胡椒粉拌匀，腌制；

2.大米淘洗干净；

3.白萝卜洗净，切成小块；

4.白萝卜缨洗净，切小段，沸水中焯烫一下立即捞出，加入少许橄榄油、生抽、蒜泥凉拌；

5.大米和猪肝倒入锅中，加水煮沸，撇去浮沫；

6.煮到大米黏稠后，加入白萝卜、姜丝；

7.熬熟后盛出，搭配凉拌的萝卜缨食用。

营养点评：

这款粥含有高蛋白以及多种维生素，并且富含铁，其补铁的效率是非常高的。白萝卜上带的萝卜缨别扔，它是维生素 C 含量非常高的一种蔬菜，与猪肝萝卜粥一起吃，可以促进铁的吸收，还能辅助白粥来调味。

要强调的是，在家里做猪肝需遵循的步骤是"一洗，二泡，三烹调"，一定要做熟、做烂，这样才能把猪肝里的一些不好的物质破坏掉，以免对孩子产生不利的影响。

补锌怎么吃

锌对于儿童的生长发育很重要，人体内几乎所有的器官均含有锌。

如果缺锌的话，孩子可能会出现偏食、厌食，甚至异食癖的现象（比如吃土、吃粉笔等）。

此外，缺锌还可能表现为伤口不易愈合、反复口腔溃疡、舌黏膜剥脱、皮肤粗糙、免疫功能低下、反复感冒、注意力不集中等情况。严重的话，还会出现生长发育迟缓，甚至可能导致侏儒症。

不过，并不能反过来推断出：出现以上类似情况就一定是缺锌了。家长如果觉得孩子日常比较偏食，担心孩子营养摄入不均衡，且发现孩子确实有一些疑似缺锌的表现，想进一步确认孩子是否真的缺锌，就要带孩子去找专业医师评估一下。医生会结合孩子的膳食情况、发育指标、临床症状以及血液中的含锌量来综合判断。有些家长仅凭孩子的一些症状表现，比如不爱吃饭，就直接下定论，认为孩子是缺锌了，这种结论是没有足够的科学依据的，毕竟其他疾病也可能会有类似的表现。

那么，哪些食物富含锌呢？海产品是锌的良好来源，比如牡蛎，它的含锌量是很高的，另外还有干贝、瑶柱等。

一般来说，动物性食物，比如瘦肉、蛋类、奶类等，比植物性食物含锌量高，这类食物中的锌在人体内的利用率也高。植物类食物（如蘑菇、坚果、豆类食物）中也含有较多的锌。

有些家长会问："需要给孩子服用锌补充剂吗？"建议首选食补，因为如果饮食不均衡，那么缺的也不仅仅是锌了。如果孩子实在偏食，那服用补充剂也要遵医嘱，以免过量补充，反而给孩子的健康带来危害。

另外，还要提醒家长朋友们，平时不要让孩子处于被动吸烟的环境中。香烟的烟雾中含有金属镉，它会干扰锌在体内的吸收。

补硒怎么吃

硒是矿物质的一种，是人体必需的营养素之一，被称为"生命的火花"，在孩子生长发育过程中不可或缺。

硒具有维护人体免疫力、抗氧化、抗辐射等作用，几乎所有免疫细胞中都存在硒。充足的硒元素可以增强免疫细胞的活性，使免疫细胞有效、快速地吞噬发生基因突变的细胞，从而在一定程度上避免癌症的发生。

另外，硒与金属元素的结合力很强，可以与体内的汞、铅、镉等重金属元素结合，形成金属硒蛋白复合物，从而起到辅助解毒、排毒的作用。

儿童缺硒会导致发育不良，成年人缺硒，轻者出现食欲差、头发质量下降的情况，严重缺硒可引起肝脏损害，增加心血管疾病的发病风险。在我国从东北到西南有一条很宽的低硒地带，那里的居民出现过因硒缺乏而导致克山病和大骨节病的情况。

为了补硒，一些朋友在生活中刻意选择富含硒的食物、调味料、厨房器具，甚至保健品，比如吃富硒大米，喝富硒水，炒菜用富硒锅、加富硒盐，喝富硒茶……通过各种方法来补硒。

其实，盲目补硒，只能造成两种后果：一种是浪费金钱，另一种是造成硒中毒。

不要盲目补硒

我国湖北恩施地区和陕西的紫阳县是高硒地区。20 世纪 60 年代，就出现过人吃高硒玉米导致急性中毒的病例。

因此，并不推荐家长们给孩子盲目补充富硒的保健品或者是吃强化了硒含量的食物。如果怀疑孩子存在营养不良的情况，建议还是先找专业的营养师评估一下。

怎么吃能补硒

由于不同地区土壤的硒含量不同，不同地区同品种的植物性食物的硒含量也不同。动物性食物的硒含量，还受饲料产地的影响。

人体本身并不能合成硒，必须通过食物从外界摄入。补充某种营养素，不仅要看含量多少，还要注意吸收率的高低。通常来说，人体对食物中硒的吸收率还是比较高的，普通食物中的硒大约可以被吸收到六成以上，有些食物甚至可以达到八成。所以，孩子们只要摄入了含硒的食物，在吸收率方面就不用担心太多。

一般来说，动物性食物的硒含量普遍比植物性食物高，其中最高的是动物内脏。但是，我们并不提倡大家经常食用动物内脏，因为其中的饱和脂肪酸含量太高，一般人群偶尔少量食用即可。

海鲜的硒含量同样不低，富含硒的海鲜包括深海鱼虾，也包括普通的鱼。另外，我们也可以通过瘦肉、蛋类来补充硒，肉和蛋的硒含量也是比较高的。

主食、蔬菜、水果不是硒的主要来源，但是都含有硒，各种食物搭配摄入是补硒的重要前提条件。

有的家长会问："需要给孩子化验检查一下是否缺硒吗？"

国家卫生健康委员会办公厅发布的《关于加强儿童微量元素检测监督执法工作的通知》指出：非诊断治疗需要不得针对儿童开展微量元素检测，不得将微量元素检测作为体检的普查项目。一般来说，针对严重营养不良的儿童或疾病患儿才需要进行微量元素检测。

补充维生素 A
怎么吃

维生素 A 具有维持正常视觉功能、维护上皮组织细胞健康、促进免疫球蛋白的合成、维持骨骼正常生长发育、促进生长等功能。维生素 A 缺乏时，会出现皮肤干燥粗糙、眼睛干涩、夜盲症、记忆力衰退等问题。

此外，维生素 A 还被称为"抗感染维生素"，维生素 A 越缺乏，儿童反复出现呼吸道感染的可能性就越大。

在日常饮食中，维生素 A 的主要来源分为两方面：一方面是动物性食物，如动物肝脏、蛋黄、奶制品等，都含有较丰富的维生素 A；另一方面则是植物性食物，其所含的胡萝卜素也可在体内转化成维生素 A，富含胡萝卜素的食物主要是黄、绿色的蔬菜和水果。辣椒、菠菜、豌豆苗、韭菜、南瓜等蔬菜的胡萝卜素含量都比较高，甜瓜、杏、西瓜、杧果等水果的胡萝卜素含量也比较高。

一说起胡萝卜素，我们都会想到胡萝卜，它的胡萝卜素含量确实是名列前茅的。这里我们讲一下胡萝卜的吃法。有些朋友习惯把胡萝卜榨汁喝，适量喝一点儿胡萝卜汁肯定没有坏处，如果是不爱吃胡萝卜的朋友，把它榨成汁，多少能喝一些。虽然营养素有丢失，但总比不喝强。

不过，从补充胡萝卜素的角度来说，稍微用一点儿油来炒胡萝卜丝，或者把胡萝卜跟肉炖在一起，是更有效的。

有一些蔬菜我们建议生吃，但是炒过、炖过的胡萝卜反而要比原汁原味的胡萝卜汁更有营养。

因为维生素 A、胡萝卜素不溶于水，但可以溶解在脂肪里，所以最好将胡萝卜与动物性食物一起吃。用脂肪做成"小船"，把维生素 A 和胡萝卜素运输到身体里去，可促进身体对它们的吸收。

生吃胡萝卜时，维生素 A 的吸收率是 10%；食用微量油炒过的胡萝卜，维生素 A 的吸收率是 30%；食用正常量油炒的胡萝卜，维生素 A 的吸收率可达 90%。所以，用油作为载体，能使胡萝卜中维生素 A 的吸收率更高。

那么，这里"正常量"的油，是多少呢？炒一盘胡萝卜的用油量大概为 10 毫升，也就是一小汤勺（普通白搪瓷勺）的量。

那么，必须吃用油炒过的胡萝卜才能吸收营养吗？也不一定。吸收胡萝卜素的过程发生在小肠里，只要进入小肠的食物里含有油脂，就可以帮助人体吸收胡萝卜素。所以，同餐有肉也是可以的。

这里给大家推荐一道适合孩子吃的菜——胡萝卜蒸鸡肝。

【胡萝卜蒸鸡肝】

材料：胡萝卜，鸡肝，盐、酱油、橄榄油适量。

做法：

把胡萝卜和鸡肝分别切片，加少量的盐和酱油搅拌均匀，再加半勺橄榄油，放进蒸锅里蒸熟即可。

营养点评：

别看这道菜做法简单，味道和营养却一点儿都不差。

这道菜也可以用鸭肝、鹅肝、猪肝、牛肉等替换鸡肝。如果是给大一些的孩子吃，也可以用胡萝卜炒肉丝。

不过要注意，如果摄入过多胡萝卜素，会引起胡萝卜素血症，导致皮肤变黄。该症状在手掌、足底最为明显，其次是面部、耳后等。

不过，如果确定是因摄入胡萝卜素过多引起的胡萝卜素血症，大家也不必过于担心。这种情况一般对健康没有影响，只要停止食用此类食物，皮肤就可逐渐恢复正常。

补充维生素 C
怎么吃

人的健康状况就像木桶里的水，各种营养素就是围成木桶的木板，即便充足地补充了多种营养素，但只要出现一个明显的"短板"，身体的健康状况就可能出问题。

对于很多人来说，维生素 C 缺乏是常见的"短板"，因为这种维生素并不稳定，光线过强、温度过高、储存方法不当和烹调方法不当都会造成维生素 C 的破坏或流失。

新鲜的水果、蔬菜富含维生素 C，其他食物，如主食、肉类、豆类等，维生素 C 含量较少。如果孩子不爱吃水果、蔬菜，就容易出现维生素 C 缺乏。

有些孩子的学习压力大。压力大时，人体对维生素 C 的需求量也会成倍增加。这会使人不知不觉产生"维生素 C 饥饿"，这是一种很难被人们发现的隐性饥饿。

人们常说的压力大可能会导致体力下降、增加感冒概率，与此也有一定关系。

维生素 C 堪称免疫系统的"防御大臣"，长期缺乏维生素 C 会让我们体内免疫系统的重要细胞——吞噬细胞的功能受到影响。

维生素 C 可促进食物中的铁在肠道内的吸收，如果机体缺乏维生素 C，易引起缺铁性贫血。

另外，维生素 C 也是叶酸的还原剂。当机体缺乏维生素 C 时，具有代谢活性的四氢叶酸的生成就会受阻，从而可能引起巨幼细胞性贫血。

此外，缺乏维生素 C 的人，血管也会变脆，容易出现牙龈出血、皮下瘀斑、口腔溃疡、伤口难愈合等情况。

更可怕的是，长期缺乏维生素 C 还可能导致患上心脏病、糖尿病、癌症等多种疾病。

对于成年人，《中国居民膳食营养素参考摄入量》推荐的维生素 C 日常摄入量为 100 毫克 / 天（见下表），预防非传染性慢性病时的摄入量为 200 毫克 / 天。

最好的补充维生素 C 的办法就是多吃蔬菜、水果。只要是新鲜的蔬菜、水果，都是维生素 C 的良好来源，越新鲜，其维生素 C 就保留得越好。

不同人群维生素 C 每日推荐摄入量（RNI）或适宜摄入量（AI）

年龄（岁）或生理状况	维生素 C 摄入量（毫克）
0 ~	40（AI）
0.5 ~	40（AI）
1 ~	40（RNI）
4 ~	50（RNI）

年龄（岁）或生理状况	维生素 C 摄入量（毫克）
7 ~	60（RNI）
9 ~	75（RNI）
12 ~	95（RNI）
15 ~	100（RNI）
18 ~	100（RNI）
30 ~	100（RNI）
50 ~	100（RNI）
65 ~	100（RNI）
75 ~	100（RNI）
孕妇（早期）	+0（RNI）
孕妇（中期）	+15（RNI）
孕妇（晚期）	+15（RNI）
乳母	+50（RNI）

资料来源：《中国居民膳食营养素参考摄入量》（2023 年版）。

注："+"表示在相应年龄阶段的成年女性需要量基础上增加的需要量。

常见食材维生素 C 含量（以每 100 克可食部计）

食材	维生素C含量（毫克）	食材	维生素C含量（毫克）
酸枣	900	荔枝	41
鲜枣	243	青萝卜缨	41
小红辣椒	144	圆白菜	40
甜椒（柿子椒）	130	白豆角	39
彩椒	104	葡萄柚	38
白萝卜缨	77	芥蓝	37
番石榴	68	蒜苗	35
小白菜（青菜）	64	金橘	35

食材	维生素C含量（毫克）	食材	维生素C含量（毫克）
猕猴桃	62	红毛丹	35
青尖辣椒	59	橙子	33
苦瓜	56	樱桃番茄（小番茄）	33
西蓝花	56	四川红橘	33
山楂	53	菠菜	32
鲜香菜	48	白色菜花	32
草莓	47	鲜毛豆	27
白梗大白菜	47	茴香	26
水萝卜	45	红心萝卜（心里美）	23
桂圆	43	柠檬	22

资料来源：《中国食物成分表标准版》（第6版）。

维生素C有以下几大"天敌"。

1. 水

维生素C是水溶性维生素，非常容易溶解在水中，因此在烹饪含维生素C的蔬菜时，要先洗后切。在少油、少盐，且蔬菜中草酸、嘌呤等物质含量不高的情况下，推荐喝菜汤。

2. 加热

能生吃的食材尽量生吃，如果要烹调，可急火快炒，切勿长时间加热。

3. 碱

维生素 C 在酸性条件下更稳定，烹调富含维生素 C 的蔬菜时可适当加醋，尽量不要与小苏打一起烹饪。

4. 氧气和光线

食材尽量避免日光直接照射，尽量现买现吃。

维生素 C 在酸性环境中稳定，烹调菜肴时适当加点醋，可以防止维生素 C 遭到破坏。烹调蔬菜时也可以加些香辛料，如葱、蒜、八角、花椒等，这些香辛料富含多酚和黄酮类物质，具有抗氧化作用，可减少蔬菜中维生素 C 的损失。富含淀粉的环境，也有助于减少维生素 C 的流失。比如在加热栗子的时候，其中的维生素 C 损失得并不多。

如果饮食中的维生素 C 实在不够，可以考虑通过食用维生素 C 制剂来补充。但注意有些维生素 C 软糖的主要成分其实是糖。另外，要是选择维生素 C 泡腾片的话，记得要看一看食品标签，有的维生素 C 泡腾片钠含量很高。

建议补充维生素 C 药物的人群谨遵医嘱。

补充维生素 C 并非越多越好。超大剂量服用维生素 C，药效不会增强，吸收率也不会增高。同时还有可能导致结石，使一些疾病的症状加重。

总之，要平衡膳食，新鲜的水果、蔬菜才是维生素 C 最好的来源。

补充蛋白质
怎么吃

大家普遍不愿意在肉类食物上省钱，因为人们每天需要肉类来补充优质蛋白质，特别是生长发育期的孩子。

既然提到了蛋白质，我来问朋友们三个问题：

第一，什么是蛋白质？

第二，蛋白质有什么作用？

第三，蛋白质是不是只能通过吃肉补充？

第一个和第二个问题可以放在一起回答：蛋白质是我们生命的物质基础，没有蛋白质就没有生命。蛋白质还与生命以及各种形式的生命活动紧密联系在一起，身体中的每一个细胞和所有重要组成部分都有蛋白质的参与。

简单用一句话概括就是：生命是依靠蛋白质而存在的。

第三个问题的关键在于，虽然肉类里含有蛋白质，但并不意味着蛋白质只来自肉类。

鸡蛋、大豆以及豆腐、豆浆等豆制品，都是优质蛋白质的来源。

蛋白质由多种氨基酸组成，不同物种的蛋白质，其氨基酸种类也不一样。吃进去的蛋白质，人体要把它重新分解成氨基酸，才能吸收利用。所以，一种蛋白质是不是有营养，要看这种蛋白质的氨基酸和人体蛋白质的氨基酸种类是否接近。

在所有食物里，鸡蛋的氨基酸模式跟人体氨基酸模式是最接近的，如果把人体氨基酸评作100分的话，鸡蛋的氨基酸评分可以达到96分。

除了鸡蛋，我们还能用什么食物来补充蛋白质呢？

植物中也含有蛋白质。

但植物蛋白跟动物蛋白是有差别的，比如大米里也含有氨基酸，但是单独食用的话，效价比较低，因为其缺少一种叫作"赖氨酸"的氨基酸，所以没办法打开人体吸收氨基酸的"门"。

而同样是植物性食物的豆类食品，则是高蛋白、好蛋白的载体。大米里缺乏的赖氨酸，在豆类里很丰富。黄豆里蛋白质的含量高达40%，比猪肉还要高，而且氨基酸模式合理。同时，豆类中的其他营养成分也对人体有益处。所以，在选择植物蛋白时，豆类是首选。

从氨基酸的构成来看，大豆与肉类是可以等量替换的。也就是说，可以在饮食中用一两大豆代替一两肘子肉。

什么是大豆？

大豆是指黄豆、黑豆和青豆这三种富含蛋白质的豆子，毛豆是黄豆小时候的样子。而红豆、绿豆、豌豆、豇豆、鹰嘴豆等属于杂豆，杂豆的特点是富含淀粉，可以替代部分精细主食。

黄豆中含有高达40%的蛋白质，这些蛋白质的质量如何呢？这时，我们需要了解一下蛋白质生物价的概念。

生物价是反映食物蛋白质消化吸收后，被机体利用程度的指标。生物价的值越高，表明其被机体利用的程度就越高，最大值为100。

以下是几种主要动植物蛋白食品的蛋白质生物价比较。

几种常见食物蛋白质生物价比较

食物	蛋白质生物价
全鸡蛋	94
全牛奶	87
鱼	83
牛肉	74
大豆	73
土豆	67
大米	63
精制面粉	52

资料来源：《食品与营养卫生学》第 7 版。

从数据上可以看出，大豆的蛋白质生物价可与牛肉相媲美，是植物蛋白中的佼佼者。而且，大豆蛋白的氨基酸组成模式比较好，人体必需的氨基酸它几乎都有。

大豆中的好营养：卵磷脂

卵磷脂是名副其实的"脑黄金"。脑细胞有五分之一是由卵磷脂构成的，不仅如此，大脑神经信号的正常传导需要乙酰胆碱，而卵磷脂是乙酰胆碱的原料物质。可以说，没有卵磷脂就没有大脑的正常发育。

对于孩子们来说，没有必要额外补充卵磷脂保健品，注意均衡饮食即可。大豆中不仅含有卵磷脂，还含有不饱和脂肪酸、维生素 E 和膳食纤维。所以，如果孩子没有过敏等其他特殊情况的话，那么应该适当食用豆制品。

吃多少豆制品合适

不同人群每周大豆、坚果类食物建议摄入量

食物类别	单位	幼儿		儿童青少年			成年人	
		2~3岁	4~6岁	7~10岁	11~13岁	14~17岁	18~64岁	65岁~
大豆	克/周	35~105	105	105	105	105~175	105~175	105
坚果	克/周	/	/	/	50~70			

资料来源:《中国居民膳食指南（2022）》。

注：能量需要量水平计算按照2~3岁（1000~1200千卡/天），4~6岁（1200~1400千卡/天），7~10岁（1400~1600千卡/天），11~13岁（1800~2000千卡/天），14~17岁（2000~2400千卡/天），18~64岁（1600~2400千卡/天），65岁~（1600~2000千卡/天）。

一般成年人每天可食用大豆25克，这里指的是干豆的重量。

25克大豆的蛋白质含量相当于365毫升豆浆、140克南豆腐、72克北豆腐、55克豆腐干、53克素鸡或40克豆腐丝。

而4~13岁的儿童，每天可以吃15克大豆。吃够分量的话，这些大豆可以为孩子们提供约5克的蛋白质。

15克大豆的蛋白质含量相当于220毫升豆浆、84克南豆腐、44克北豆腐、33克豆腐干、32克素鸡或24克豆腐丝。

超市里卖的塑封盒装的南豆腐，一盒大概有350~380克，正好够三口之家一天的豆制品需求量。

在日常生活中，不同的豆制品可以交替着吃。但要注意，豆制品不是给孩子吃得越多越好，按照膳食指南的推荐量食用即可。

吃豆制品会性早熟吗

不会!

人体内雌激素水平过高,有引发乳腺疾病的风险,而大豆中含有少量的植物雌激素——大豆异黄酮。因此,有传言称"豆腐会让小女孩性早熟""会让男性变得女性化""会增加女性乳腺癌患病风险"。

其实,大豆中的植物雌激素量很少,每100克黄豆中含有的植物雌激素仅0.1克。而且,植物雌激素和性早熟、女性化以及乳腺癌并没有直接关系,家长们不必对此有所顾虑。

在营养方面,预防儿童性早熟最重要的是不要让孩子发生营养性肥胖,不要给孩子胡乱进食补品。

如果食用大豆直接制成的食品,人体对其蛋白质的消化吸收率只有65%。而制成豆腐食用,消化吸收率就可以提高到92%~95%。

豆腐是一种很适合孩子吃的食物,特别是年龄比较小的孩子。年龄较小的孩子牙齿发育未全,豆腐质软,便于咀嚼。同时,豆腐中还富含钙质,既可以保护牙齿健康,又能够促进牙齿发育。

不同豆腐之间有什么区别

1. 北豆腐

北豆腐又称"老豆腐""硬豆腐"。一般以盐卤(氯化镁)为凝固剂,也有的以石膏或黄浆水为凝固剂。其特点是硬度较大,韧性较强,含水量较低(80%~85%),味微甜略苦,口感略粗,镁、钙和蛋白质含量较高。

从营养物质上看,100克北豆腐含105毫克钙、63毫克镁、12.2克蛋白质。北豆腐比较适合用来炒菜或煎、炸、做馅儿等，如用来炒白菜豆腐、煎豆腐等。

2. 南豆腐

南豆腐又称"嫩豆腐""软豆腐"，一般是以石膏（硫酸钙）为凝固剂制成的。其特点是质地细嫩，富有弹性，含水量大（85%～90%），味甘而鲜，口感非常细腻。南豆腐不适合用来炒菜，比较适合凉拌、做汤等烹调方式，如用来做小葱拌豆腐、鱼头豆腐等。每100克南豆腐含113毫克钙。南豆腐和北豆腐的营养差距不算很大，主要区别在于口感。

3. 内酯豆腐

内酯豆腐是用葡萄糖酸-δ-内酯为凝固剂生产的豆腐，质地细嫩、有光泽，适口性好。内酯豆腐可直接食用，适合凉拌和做汤，如用来做皮蛋豆腐、豆腐蒸蛋等。不过，内酯豆腐总体的营养不如北豆腐和南豆腐，每100克内酯豆腐含有钙17毫克、蛋白质5克。

除了豆腐，还有哪些豆制品可以适当吃?

每100克千张的蛋白质含量是24.5克，钙含量是313毫克，镁含量是80毫克，钠含量是21毫克，总体来说营养不错。

每100克豆腐干的蛋白质含量是14.9克，钙含量是447毫克，镁含量是64毫克，钠含量是76.5毫克，可以适量食用。不过要注意，有些品牌的豆腐干，钠含量会高一些，口味比较咸。如果是钠含量多的产品，要给孩子控制好食用量。

每100克素鸡的蛋白质含量是16.5克，钙含量是319毫克，镁含量是 61 毫克，钠含量是 314 毫克。给孩子吃素鸡的话，要控制好一天食盐总的摄入量。

每 100 克腐竹的热量是 461 千卡，蛋白质含量是 44.6 克，脂肪含量是 21.7 克，钙含量是 77 毫克，镁含量是 71 毫克，钠含量是 26.5 毫克。

腐竹是将豆浆上层漂浮的油皮挑出来之后晾干制成的，因此脂肪含量比较高，不过其中含有很多不饱和脂肪酸和卵磷脂。

有的家长听说腐竹热量高，就不敢给孩子吃了。其实上面的数据是以干腐竹计算的。腐竹加水泡发后，热量自然会有所降低，日常是可以给孩子适量食用的。

哪些豆制品不建议经常吃

一是豆泡。

豆泡额外加了油，油炸的方法使得豆腐里的蛋白质、抗癌因子、维生素等营养成分在高温下遭到破坏。

所以，吃豆泡不仅多摄入了油，还减少了人们对豆腐里营养的吸收。

二是五香豆腐丝。

五香豆腐丝的做法可以让人接受，但是盐分稍微有点多，孩子不能多吃。对于成年人来说，如果患有高血压，或者心脏不好、肾脏有问题、身体水肿，也尽量不要吃五香豆腐丝。同理，也不建议常吃一些含盐量高的豆干等卤制品。

我们还要警惕生活中的"假豆腐"。

有些食品虽然名字带"豆腐"两个字，但其实不含或只含少量

"豆"，或者仅含有大豆蛋白，而非完整大豆，如鱼豆腐、千页豆腐、日本豆腐、杏仁豆腐、米豆腐、魔芋豆腐等。这些豆腐中有一些会额外加油、盐、糖，给孩子吃的时候要加以注意。

豆腐＋鱼，营养吸收更充分

豆腐怎么吃，营养更好呢？推荐将豆腐和鱼一起炖着吃。鱼和豆腐炖在一起，味道鲜美，鱼肉与豆腐软软的口感也很搭。

豆腐和鱼还能起到蛋白质互补的作用，豆腐里的蛋氨酸相对不足，蛋氨酸少会导致营养吸收打折扣。而鱼肉里的蛋氨酸比较丰富，正好可以和豆腐起到一定的互补作用。

补充叶酸怎么吃

叶酸，是一种水溶性维生素，为人体细胞生长和繁殖所必需，起初因其在绿叶中含量十分丰富而得名。

叶酸对婴幼儿的脑细胞发育有促进作用。对于偏食的孩子来说，适当摄入富含叶酸的食物可以预防巨幼红细胞贫血。

因此，叶酸是胎儿及儿童生长发育不可缺少的营养素。胎儿和婴儿都可以通过妈妈摄入叶酸，来达到补充叶酸的目的。

到了幼儿阶段，家长就需要多关注孩子的日常饮食了。

叶酸广泛存在于各类食物中，动物肝脏和肾脏、蛋类、鱼类、绿叶菜、坚果、大豆制品中都含有丰富的叶酸。平衡膳食是改善叶酸摄入状况的首选措施。

不过，天然叶酸的生物利用度较低，只有45%左右。而且，天然的叶酸极不稳定，易受阳光或加热的影响而损失。

下面，我们来看一下我们每日需要摄入多少叶酸。

不同人群叶酸每日推荐摄入量（RNI）或适宜摄入量（AI）

年龄（岁）或生理状况	叶酸摄入量 /μg DFE[①]
0 ~	65（AI）
0.5 ~	100（AI）
1 ~	160（RNI）
4 ~	190（RNI）
7 ~	240（RNI）
9 ~	290（RNI）
12 ~	370（RNI）
15 ~	400（RNI）
18 ~	400（RNI）
30 ~	400（RNI）
50 ~	400（RNI）
65 ~	400（RNI）
75 ~	400（RNI）
孕妇（早期）	+200（RNI）
孕妇（中期）	+200（RNI）
孕妇（晚期）	+200（RNI）
乳母	+150（RNI）

资料来源：《中国居民膳食营养素参考摄入量》（2023 年版）。

注："+"表示在相应年龄阶段的成年女性需要量基础上增加的需要量。

---

① "DFE"被称为"膳食叶酸当量"，膳食叶酸参考摄入量以膳食叶酸当量 (dietary folate equivalent,DFE) 为单位表示。普通食物中有天然的叶酸，有些强化食物中会有人工添加的化学合成叶酸，而一些营养素补充剂中也有化学合成叶酸。天然叶酸与化学合成的叶酸在体内生物利用率不同，因此需要统一转换为膳食叶酸当量 DFE。天然食物叶酸的生物利用率为 50%，合成叶酸与膳食混合后，生物利用率为 85%，是纯天然食物叶酸利用率的 1.7 倍。

因此，当叶酸补充剂与天然食物混合摄入时，应以 DFE 计算叶酸摄入量，即膳食叶酸当量 DFE（μg）=[天然食物来源叶酸 μg+（1.7 × 合成叶酸 μg）]。

协和专家给中国儿童的营养指南

有时，我们认为自己摄入了不少叶酸，但实际上，由于加工方式不当，叶酸损失了很多，我们吃进去的量只占理论值的 10% ~ 20%。所以，我们不提倡长时间烹煮、盐水浸泡等烹饪方式。

此外，只有日常饮食多样化，才能保证叶酸更有效地摄入。大体上可参照相应年龄段的膳食宝塔图，全面、均衡、适度饮食。

叶酸常见的食物来源有以下几种。

1. 蔬菜：莴苣、菠菜、番茄、胡萝卜、油菜、小白菜、蘑菇等。

2. 水果：橘子、草莓、樱桃、香蕉、柠檬、桃子、石榴、葡萄、猕猴桃、梨等。

3. 动物性食品：猪肝、鸡肉、牛肉、羊肉等。

4. 豆类及坚果：黄豆、豆制品、核桃、腰果、栗子、杏仁、松子等。

5. 谷物类：大麦、米糠、小麦胚芽、糙米等。

这里给大家重点介绍一些富含叶酸的食物。

1. 绿豆。豆类中叶酸含量较高，如绿豆的叶酸含量为 286.2 微克 /100 克，黄豆的叶酸含量为 210 微克 /100 克，常吃些豆类可有效补充叶酸。

2. 菠菜。菠菜的叶酸含量为 169.4 微克 /100 克。菠菜是综合营养评分很高的蔬菜，非常值得食用。不过，口感发涩的菠菜也含有草酸，烹制之前要先焯水 1 分钟。虽然焯水的同时一部分叶酸和维生素 C 会有所损失，但仍然还有一部分保留着。

3. 芦笋。芦笋的叶酸含量为 150 微克 /100 克，烹制芦笋前同样需要焯水。

4. 香菜。香菜的叶酸含量为 148.8 微克 /100 克，日常炒菜、做汤出锅前，可以撒上一把香菜。

5. 油菜。油菜的叶酸含量为 107.6 微克 /100 克。常见的经典搭配是香菇油菜，香菇的叶酸含量也不错，是 41 微克 /100 克。

6. 橙子。柑橘类水果普遍叶酸含量较多。比如橙子，一个橙子约含 50 微克叶酸。此外，葡萄柚、香蕉和草莓的叶酸含量也较多（见下表）。

食物叶酸含量表（以每 100 克可食部计）

名称	叶酸含量（微克）
海苔（菜）	854.1
红苋菜	419.8
绿豆	286.2
黄豆	210.1
藜麦	186.6
菠菜	169.4
香菜	148.8
香菇（干）	135.0
茴香（小茴香）	120.9
茼蒿	114.3
油菜	107.6
花生米	107.5
核桃	102.6
蒜苗	90.9
辣椒	69.4
百合（干）	62.9
韭菜	61.2

名称	叶酸含量（微克）
橘子	52.9
小米（沁州黄）	44.5
小白菜	43.6
北豆腐	39.8
开心果	34.5
草莓	31.8
生菜	31.6
莲藕	30.7
菜花	29.9
腰果	26.9
大白菜	25.9
菠萝	25.0
山楂	24.8
香蕉	20.2

资料来源：《中国食物成分表标准版》（第6版）。

增高长个儿
怎么吃

孩子的"个头儿"问题，一向是家长们非常关心的。值得宽慰的是，决定身高的不仅仅是遗传这一个因素，后天的因素包括营养又不限于营养，运动、睡眠、情绪以及疾病等因素对我们的身高都有一定的影响。所以，关于孩子的身高问题，我们还有后天努力的空间。

儿童和青少年身高的增长主要依赖于骨骼的生长与发育。孩子能长高，而成年人不再长高，关键就在于骨干和骨骺之间的生长板。生长板软骨细胞不断地增殖、骨化，可使骨骼延长，从而实现长高。等到孩子的骨骺线闭合时，生长板都变成了骨头，身高便不再增长了。

骨龄问题多关注

这就要求家长及时关注孩子的骨龄问题，以免错过孩子长高的黄金期。骨龄就是指骨头的年龄，也就是说，从骨头来判断你多大了。相比生物年龄，骨龄更能反映人的生长发育情况，可以用骨龄与生物年龄的对比来进行判断。

医学上认为，儿童的骨龄和生物年龄偏差在正负一岁之间都是正常的；骨龄超过生物年龄一岁以上的，属于提前发育，可能有早熟的情况；骨龄若低于生物年龄一岁以上，属于延迟发育。

那么，我们究竟如何判断孩子的骨龄，如何判断孩子身高的发育情况呢？我建议家长带孩子到医院找专业的医师评估一下，可以到内分泌科或者是儿科就诊，有些医院还专门设有儿童身高管理特色门诊。

作为家长，我们要对孩子的身高进行定期监测。儿童身高增长有两个高峰期，第一个高峰期，是孩子出生后的前3年，出生后第一年，身长可增加大约25厘米，出生后第二年身高约增加10～12厘米。3岁以后到青春期前，每年平均增长5～7厘米。一般来说，孩子3岁以后到青春期以前，如果每年的身高增长小于5厘米，就有可能存在生长发育延迟的问题。这个时候，应该及时带孩子去医院进行诊疗。儿童长高的第二个高峰期是青春期。身高每年可增加6～8厘米，个别的可以高达10厘米，甚至12厘米。

所以，希望家长能帮孩子定期监测身高和体重，做好记录。这样可以及时了解孩子的生长发育进度，看看他的生长发育是不是在合理范围内。如果出现问题，及时去医院就诊。

个子矮小如何改善

如果真的出现了孩子个子偏矮、瘦小的问题，我们通过什么方式来给孩子进行改善呢？补充营养是其中最重要的方式之一。而营养方面，有以下几类值得大家关注。

第一类要注意的是蛋白质。

蛋白质是促进儿童生长发育的首要物质。那些与生长高度密切相关的激素，比如生长激素、甲状腺激素等，都是由蛋白质或者蛋白衍生物构成的。

对于孩子而言，从小到大的整个发育过程，都离不开蛋白质。幼儿到学龄前儿童应该确保摄入足够的富含优质蛋白质的食物，比如鸡蛋、奶制品、大豆（豆腐等豆制品）以及肉类（禽畜肉和水产类）等。孩子必须每天都摄入这样的食物，而且要避免偏食、挑食的不良习惯。

除了蛋白质之外，第二类值得注意的就是矿物质。矿物质里跟身高关系比较密切的是钙、铁、锌、镁等。

钙是人体内含量最多的矿物质，是人体骨骼和牙齿的重要组成成分。如果长期钙摄入不足，就会引起孩子生长发育迟缓，甚至患上佝偻病。如果铁摄入不足，就会引起缺铁性贫血、免疫力降低，也会影响孩子的生长发育。而微量元素锌如果摄入不足，会使孩子出现发育迟缓等问题，性器官发育慢，同时可能出现食欲减退、免疫力低下等问题，缺锌还会影响孩子的智力发育。所以，这几样营养物质缺一不可。

含钙量高的食物，我给大家推荐牛奶及其制品。同时，其他高钙的食物，如豆腐、绿叶菜、坚果以及一些水产品等，也要按照相应年龄段膳食宝塔图的建议，把量吃够。

至于补铁的食物，可以重点选择动物性食物，例如蛏子、猪瘦肉、鸡肝、猪肝、鸭肝、猪血、鸭血、鸡血等。

至于补锌的食物，一般来说，高蛋白的食物含锌都较高，所以瘦肉、蛋类、奶类等动物性食物均是锌的可靠来源。这些食物不但含锌多，其在体内的利用率也高。

海产品也是锌的良好来源，其中以贝类为首，牡蛎含锌量非常高。植物类食物，如蘑菇、坚果类食物等，也含有较多的锌。

此外，再说一说镁。镁在骨骼中的含量仅次于钙、磷，是骨细胞维持结构和功能所必需的元素，对促进骨形成和骨再生，维持骨骼和牙齿的强度和密度具有重要作用。

镁缺乏会造成钙代谢异常，机体摄入足量的镁有助于减少钙在骨骼中的流失。钙与镁就像一对双胞胎，总是成双成对地出现。含镁较多的食物有绿叶蔬菜、坚果、豆类和全谷物等。

关系身高的第三类营养物质，就是维生素。

维生素对孩子的生长发育来说必不可少。维生素A可促进骨基质形成，维生素C与骨细胞生成密切相关，维生素D可促进钙在骨基质中的沉积。

其中，维生素D在整个骨骼健康发育过程中扮演着举足轻重的角色，它是调节钙、磷代谢的重要物质。当然，它不仅仅有骨骼效应，还有骨骼外效应，比如维护免疫力、抗肿瘤、维护心血管健康等作用。

维生素D的重要获取方式是什么呢？晒太阳。因为食物里的维生素D量比较少，不能真正满足孩子生长发育的需要，所以我们要让孩子到户外去运动，同时接受阳光的照射。可以选择在阳光温和的时候，把脸、手、胳膊露出来，暴露皮肤，每日晒太阳的时间要保证在10分钟以上。如果当地阴天、雨天比较多，或者雾霾天比较多，那么可以咨询一下当地的医师，必要时可以遵医嘱服用维生素D补充剂。

这里，给大家推荐一道菜：肉丸蔬菜汤。

【肉丸蔬菜汤】

材料：猪瘦肉馅儿，小白菜，香菇，鸡蛋，淀粉，面粉，黑芝麻，葱，姜，香菜，盐、五香粉、香油等适量。

做法：

1. 在猪瘦肉馅儿中加入鸡蛋、芝麻碎、葱姜汁、盐、五香粉、淀粉、面粉，顺着一个方向搅拌，搅匀后挤成肉丸；

2. 将小白菜、香菇洗净，切好；

3. 锅中加水，烧开后改小火，将肉丸和香菇放入锅内；

4. 肉丸煮到浮起后，加入小白菜，煮熟后加入孩子喜欢的调味品，比如五香粉、香油、香菜等，即可出锅。

营养点评：

猪瘦肉和鸡蛋含有蛋白质，且含有锌、铁等矿物质，芝麻中也富含钙、镁等营养物质，小白菜作为一种优质的绿叶菜，可以给孩子们提供镁、维生素C等营养物质，而香菇中含有少量的维生素D，其含有的氨基酸还能与瘦肉中的氨基酸起到互补的作用，促进蛋白质的吸收。将这些食材综合在一起，相辅相成，可以全方位为孩子的骨骼成长提供营养。有些孩子可能不喜欢吃香菇，那么可以尝试切碎后掺入丸子中，看孩子是否能接受。

讲了这么多，还是希望大家有效地监测、记录、管理孩子的身高发育。一旦发现有矮小的情况，及时到医院诊治。从营养角度来讲，刚才我们说的补蛋白质、补矿物质以及补维生素，大家都要注意。至于具体的菜肴，大家可以结合孩子和自己家庭的特点，灵活掌握，变换食用。

养眼护眼怎么吃

呵护眼睛健康，除了科学用眼、保证户外活动、注意眼卫生等诸多措施外，饮食营养也是不容忽视的环节。

在这儿给大家举个例子。曾有新闻报道，英国一名 17 岁的男孩，从上小学开始，就一直只吃被普遍认为是"垃圾食品"的食物，如薯条、薯片、白面包、香肠和火腿等。15 岁时，他的视力和听力都开始下降。17 岁在眼科就诊时，医生发现他只有 0.1 的视力了。这个案例充分显示了饮食营养对眼睛健康的影响。

现在，孩子们学习要用眼，看电子屏幕也要用眼，容易出现眼睛干涩、疲劳等症状。在此，我们谈一谈怎样通过饮食帮助孩子养眼、护眼。

具体都有哪些营养元素跟眼睛的健康相关呢？

1. 蛋白质

人体肌肉主要是由蛋白质组成的，眼睛的睫状肌也是如此。缺乏蛋白质时，眼睛极易疲劳。儿童要摄入足够的蛋白质，尤其是动物性蛋白，如瘦肉（包括禽肉、畜肉、鱼、虾等）、蛋类、奶类等。

2. 维生素 A

维生素 A 也被称为"视黄醇"，可以构成视觉细胞中的感光物质。缺乏维生素 A 可致眼睛干涩，视觉功能下降，晚上看不清东西，甚至患上夜盲症。

维生素 A 主要存在于动物性食物中，动物肝脏、鱼肝油、鱼子、牛奶及奶制品、蛋类中含量较高。

蔬菜中虽然不含维生素 A，但其含有的 β - 胡萝卜素，在人体内也可以转化为维生素 A，因此被称为"维生素 A 原"。在绿色蔬菜和黄色蔬菜、水果，如菠菜、豌豆苗、苜蓿、青椒、红薯、胡萝卜、南瓜、杏、杧果中，β - 胡萝卜素含量较高。

3. 维生素 B_1

维生素 B_1 是视觉神经的营养来源之一，如果维生素 B_1 不足，眼睛就容易疲劳。

富含维生素 B_1 的食物有：粗粮、豆类、动物肝肾、全脂奶粉、花生、南瓜、酵母等。

4. 维生素 B_2

维生素 B_2 也就是我们常说的核黄素，它能保证角膜、视网膜的正常代谢。缺乏维生素 B_2 易出现畏光、流泪、视物模糊等症状。

动物性食物如动物的肝、肾、心脏、乳汁及蛋类，是维生素 B_2 良好的食物来源，植物性食物中绿色蔬菜和豆类的维生素 B_2 含量较高。

5. 维生素 C

维生素 C 是组成眼球晶状体的成分之一。

含维生素 C 多的食物主要是各种新鲜的蔬菜和水果，比如红辣椒、甜椒、西蓝花、芥菜、豌豆苗、菠菜、菜花、苋菜、大白菜、鲜枣、石榴、猕猴桃、山楂、草莓等。

6. 维生素 E

维生素 E 具有抗老化作用，视网膜长年累月都在受紫外线、蓝光的威胁，维生素 E 有助于保护视网膜色素上皮细胞，使其免受氧化损害。

维生素 E 主要存在于各种油料种子及植物油中，大豆油、葵花籽油、芝麻油、小麦胚芽油等植物油的维生素 E 含量较为丰富。坚果中也富含维生素 E。

7. 钙

很多家长知道缺钙会引起"腿抽筋"，这跟腿部肌肉细胞缺钙有关，眼部肌肉其实也同样会受钙的影响。缺了钙元素来维持眼部肌肉神经的兴奋性及稳定性，巩膜的韧性就会不稳定，眼轴很容易伸长，从而助长近视加深。含钙丰富的食物有牛奶及奶制品、豆类及豆制品等。

8. 硒

硒是一种具有抗氧化作用的微量元素，硒缺乏也是引起视力减退的重要原因，动物的肾、肝和眼睛含有极丰富的硒。

9. 铬

铬也是一种人体所必需的微量元素，与近视的发生、发展密切相关。富含铬的食物有小米、玉米、麦片、糙米及鱼虾等。

10. 锌

锌有助于增强视神经的敏感度，维护正常视力。富含锌的食物有牡蛎、动物肝脏、瘦肉、蛋类以及坚果类食物。

11. 花青素

花青素是一种广泛存在于自然界植物中的水溶性天然色素，有助于改善眼部供血，缓解视疲劳。一般来说，蓝、紫、红、黑颜色的食物，大多含有花青素，例如紫甘蓝、茄子、紫米、紫薯、蓝莓、黑豆等。

12. 叶黄素和玉米黄素

叶黄素和玉米黄素能有效过滤蓝光，保护眼睛免受伤害。

深绿色叶菜，比如菠菜、苋菜等，富含叶黄素和玉米黄素。橙黄色的果蔬，比如胡萝卜、玉米、杧果、橙子等，含有叶黄素。

13. ω-3 脂肪酸

缺乏 ω-3 脂肪酸，眼睛更容易干涩。常见的鱼类如青花鱼、三文鱼、带鱼、鲱鱼、秋刀鱼、沙丁鱼、鲇鱼、黄花鱼、鲈鱼、河鳗、胖头鱼、黑鱼、鳜鱼、鲢鱼等都富含 ω-3 脂肪酸。

我们看完上述这么多的营养元素推荐后不难发现，呵护眼睛的健康，需要的并非一两种营养元素，而是需要全面、均衡、适度的营养。

总体上，我们还是要遵循膳食宝塔图的推荐，把各类食物吃全、吃够。在此基础上，重点注意上述提到的这些营养物质。

除此之外，家长们一定要注意，想呵护眼睛健康，预防近视，还应让孩子少吃甜食，少喝含糖饮料。过量摄入甜食可使眼内的一些组织弹性降低，眼轴容易延长。

而且，大量食用糖类会消耗体内的维生素 B_1，还会使体内的钙、铬减少，这都不利于视力的维护。

另外，还要注意一点，食物的软硬也与孩子的视力发育有关，因为眼肌与咀嚼有联系。据初步调查，咀嚼次数频率比较高、强度比较大的人，与那些不咀嚼或者咀嚼比较弱的人相比，眼部肌肉的发育更强。

在咀嚼过程中，面部、口腔相关肌肉获得锻炼的同时，眼部与维护视力有关的肌肉也得到了锻炼。所以，从孩子的角度来说，适当锻炼咀嚼能力，眼睛的发育可能会更好一点儿。

生活中一些比较硬的食物，比如坚果、胡萝卜、苹果、排骨、玉米、烧饼等，能给孩子带来很好的咀嚼机会。

而一些特别软的食物，比如各种粥、一些品种的蔬菜和水果（比如香蕉、西瓜），以及菜泥和果泥，带给孩子的咀嚼机会就少一些。

当然，软的食物并非不能给孩子吃，家长们平时可以选择不同硬度的食物搭配着给孩子吃。在注意锻炼咀嚼能力的同时，保证充足的营养，从而促进视力发育。

这里给大家推荐一个食谱：奶香胡萝卜南瓜饼。

【奶香胡萝卜南瓜饼】

材料：胡萝卜，南瓜，牛奶，低筋面粉，鸡蛋，盐、酵母、黄油等适量。

做法：

1.胡萝卜、南瓜（去瓤）洗净去皮切成块，上锅蒸熟；

2.蒸熟的胡萝卜、南瓜中加少许盐，加入一个鸡蛋打的蛋液以及适量牛奶，一同放进料理机里，打成糊状；

3.面粉中加入酵母，和胡萝卜南瓜糊搅匀，揉成面团，加入少量黄油揉匀，醒发约1小时；

4.不粘锅中倒少许油，将面饼烙熟即可。

营养点评：

这个小饼做出来颜色金黄，孩子们看了比较有食欲。胡萝卜及南瓜均含有 β－胡萝卜素，β－胡萝卜素可在体内转化为维生素A；黄油富含脂肪，能促进维生素A的吸收。牛奶中富含钙质，鸡蛋中也富含多种对视力有益的营养素。

在此，我想先向家长朋友们强调一点，免疫力并不是越高越好。当然，免疫力低了也不行，但是免疫力过高，也会出现健康问题。所以，我们应维护的是"适宜的免疫力"或者"合适的、合理的免疫力"。营养对维护适宜的免疫力有着非常重要的作用。

吃好三餐是维护免疫力的基本方法，想维护免疫力，真正科学的做法就是把孩子的日常饮食安排好。

第一点，要保证优质蛋白质的摄入，因为免疫物质主要是由蛋白质构成的。很多孩子由于偏食、挑食（比如有些孩子动物性食品吃得很少），摄入的蛋白质不够，或者获取的蛋白质质量比较差，从而造成他的免疫功能难以正常维持。

奶制品、鸡蛋、肉类和大豆等均含有丰富的优质蛋白质。具体不同食材的食用量，我们可以参考相应年龄段的膳食宝塔图。

第二点，想维护免疫力，能量摄入要充足，这就需要孩子摄入充足的主食。

正常人如果没有主食供能，一方面，会导致大脑运作的效率大大下降；另一方面，如果主食供应不足，人体会燃烧蛋白质来供能，造成肌肉丧失，时间长了，人就会变得乏力、没劲儿，免疫力也会下降。

在主食的选择上，可用薯类食物代替部分精细主食，比如山药、红薯、芋头等。它们都含有可以促进免疫活性的黏蛋白，对维护抵抗力有帮助。

第三点，要保证孩子摄入充足的新鲜蔬菜和一定量的水果。大家注意，蔬菜的安全性比水果强，所以蔬菜应作为首选。绿色蔬菜作为基础，其他蔬菜中，深色蔬菜要占到一半，深绿、深黄、深紫、深红都算深色，紫甘蓝、茄子、彩椒、胡萝卜、南瓜、洋葱、西蓝花等深色蔬菜都可以变换着来吃。

与浅色蔬菜相比，深色蔬菜含有更加丰富的植物化学物。每种颜色的蔬菜都有其独特的营养优势，比如绿色蔬菜富含叶绿素，黄色、红色蔬菜富含胡萝卜素和维生素 C，紫色蔬菜富含花青素，它们都具有抗氧化、维护机体免疫力的作用。

第四点，要让孩子喝够水。足量饮水对维持免疫力非常重要，这一点往往容易被人们忽视。很多孩子缺少规律饮水的习惯，或者只有等真渴了才去喝水，这对维持免疫力是很不利的。

饮食要全面、均衡、适度。

当然，想维护免疫力，并非做到上面几个要点就可以了，事情并没有这么简单。我们人体的免疫大军就像一支真正的军队一样。在一个军队里，并非有一两个优秀的将军就能战无不胜，还需要侦察兵、后勤兵、医务兵、运输兵等，每个岗位都很重要。这就要求我们在饮食上要做到全面、均衡、适度。

什么是全面？

人需要蛋白质、脂肪、碳水化合物、矿物质、维生素、水和膳食纤维等营养素。这七大类还分很多小类，比如维生素分脂溶性和水溶性：脂溶性的如维生素 A、维生素 K；水溶性的如维生素 C、维生素 B_1、维生素 B_2、维生素 B_6、维生素 B_{12}、叶酸、维生素 P 等。

没有任何一种单一食物可以满足成年人一天所需要的 40 多种营养素，所以我们提倡全面饮食。

食物可以分成若干类，比如谷薯类、肉蛋类、蔬果类、乳制品、油脂类、豆类、坚果类，每天吃的食物都不能离开这几种类别。

也就是说，主食、肉、鸡蛋、牛奶、蔬菜、水果、豆腐、油，还有一点坚果，这几样食物每天都要有。每天的食材不少于 12 样，每周不少于 25 样，这就是全面。

什么是均衡？

我们每天摄入的肉和菜要有一定比例，如果肉类吃得比菜多，那就会脂肪超标。所以，大家要注意配比均衡。

什么是适度？

假设一个人的饮食很全面，但是食量不控制，吃得太多，身体一样受不了。如果你摄入的食物量超标了，哪怕是最好的水果，吃多了也会出现中毒反应。在常量下，食物才是安全的。

"全面、均衡、适度"，这六个字全都做到很不容易，所以家长们要从小帮助孩子养成良好的饮食习惯。

上面我们列举了建议吃的食物，但还有一些促炎食物，是日常应注意不要让孩子多吃的，包括高糖食物、油炸食物、含有反式脂肪酸的食物、饱和脂肪含量高的食物、加工肉类（如火腿、腊肉）等，这些食物长期吃可能会提高人体炎症水平。

最后还要补充一点，饮食能提供的维生素 D 非常少，因此除了饮食，日常还要让孩子晒够太阳，以补充维生素 D。研究发现，如果保证维生素 D 摄入充足，就有利于免疫调节。

护脑补脑怎么吃

孩子们正值学习阶段，比较费脑力。很多家长想给孩子买一些保健品来补补脑，这种想法可行吗？

家长的心情我可以理解，孩子也确实需要补脑，但我认为，还是要尽量优先选食补。

作为一种特殊食品，保健品应该具有一定的保健功效。但是，保健功效是要靠临床验证的，而不是说因为里面含有一种什么物质，这种物质有哪些功效，所以含这种物质的保健品就一定具有这种功效。如果没做过临床试验，仅凭纯粹的理论推导，其结论是不能成立的。

但现在有一些保健品厂商，用一些国际上并不认可的所谓理论或者研究，推导出产品有增加智力或记忆力的功效，这种结论是没法真正得到科学证实的。

吃什么有益于大脑健康

接下来，给大家介绍一些有益于大脑健康的营养物质。

但要事先强调的是，饮食"补脑"，并不能直接等同于吃了这些食物就可以提高智力、变聪明，而是指这些营养物质对维护大脑正常功能有帮助。

1. 不饱和脂肪酸

脂肪是由脂肪酸构成的，肥肉、肥油里富含饱和脂肪酸。目前认为，饱和脂肪酸对人的脑血管、心脏具有一定的不良影响。瘦肉里含有一些不饱和脂肪酸，但是真正含不饱和脂肪酸比较多的，是植物性的油脂和水产品（比如河鱼、海鱼等）。

大家比较熟悉的 DHA，就是一种对人体非常重要的不饱和脂肪酸，其在大脑里的储量相当丰富，是大脑突触的重要组成成分。DHA 对脑细胞的构成、神经信号的传递等都有贡献。另外还有一种对大脑有益的物质，叫作"EPA"，存在于鱼油中。所以，吃鱼是补充不饱和脂肪酸的一种重要方式。

常见的一些鱼类，如青花鱼、三文鱼、带鱼、鲱鱼、秋刀鱼、沙丁鱼、鲇鱼、黄花鱼、鲈鱼、河鳗、黑鱼、鳜鱼、鳙鱼、鲢鱼等都富含不饱和脂肪酸。

有些内陆地区没条件买到鲜鱼，那也不要紧，冰鲜或冻鱼同样具有营养价值，其营养含量可能会有一点降低，但只要不变质，在一定的保存时间内食用，就没有问题。

大部分海鱼出海以后很快就死了，所以我们买到的海鱼基本上都是冷冻或冰鲜的。通常，海鱼在捕捞的时候会急速冷冻，营养流失相对不多，口感影响也不大，因此不必过于纠结这个问题。

选海鱼的时候，真正要注意的是选对鱼的体积和种类。

尤其对于小孩子来说，建议尽量食用体积较小的鱼类，因为体积较大的肉食性鱼类处在食物链较高的位置，体内所含的污染物较多。

此外，还要注意选择汞含量少的鱼，避开高汞鱼，如大耳马鲛、大目金枪鱼、方头鱼（墨西哥湾）、剑鱼、马林鱼、鲨鱼和新西兰红鱼。汞是一种神经毒素，会影响孩子的大脑发育。

2. 卵磷脂

脑细胞有五分之一是由卵磷脂构成的，不仅如此，大脑神经信号的正常传导需要乙酰胆碱，而卵磷脂是乙酰胆碱的原料物质。可以说，没有卵磷脂就没有大脑的正常发育。

需要注意的是，我们说卵磷脂好，并不代表卵磷脂保健品好，两者不能画等号。

保健品中的卵磷脂是从富含卵磷脂的食物里萃取出来的，然后再加工合成。而萃取绝非简单工艺就能够完成，所以卵磷脂保健品的价格一般比较昂贵。

在卵磷脂保健品加工过程中，卵磷脂的含量产生了非自然的变化，或浓缩，或有一定的变性。而从食物中摄入卵磷脂，相对要更安全、稳妥。

那么，哪些食物富含卵磷脂呢？

卵磷脂最好的来源是天然的食物，有两种我们常见的食物——大豆和蛋黄，它们的卵磷脂含量是很高的。

这两种食物具有共同的特点：第一，卵磷脂含量比较集中；第二，所含卵磷脂的质量比较高。如果一定要分出个高下的话，蛋黄更好。

总的来说，这两种食材建议孩子们每天都吃。另外还有一种富含卵磷脂的食物——动物内脏。动物内脏的摄入原则是偶尔为之，点到即可。因为如果吃多了动物内脏，可能会引起中毒。

比如，猪肝里富含的维生素 A 和维生素 D 都是脂溶性维生素，是可以在体内蓄积的。如果吃了太多猪肝，维生素 A 会在体内蓄积，就可能引起中毒。

曾有记载：16 世纪，一些探险家到北极探险，因为摄入过量的北极熊的肝脏，引发了急性维生素 A 中毒，出现恶心、呕吐等症状。之前专门讲过猪肝应该怎么吃，维生素 A 摄入多少算过量，家长们可以参考那篇文章的内容。

除了大豆、蛋黄和猪肝外，牛奶、鱼、芝麻、蘑菇、谷类、山药和黑木耳等也含有一些卵磷脂，可加入孩子的食谱中。

3. 叶酸

叶酸有维持神经系统稳定的作用，可减少体内有害物质对脑血管的损伤，维护认知能力；还可促进红细胞生成，促进大脑神经发育和修复。

叶酸广泛存在于各种动植物食品中，动物肝和肾、蛋类、鱼类、酵母、绿叶菜、坚果、大豆制品中都含有丰富的叶酸。

4. 黄酮类化合物

黄酮类化合物是天然存在的抗氧化剂，属于多酚类物质，我们日常生活中常见的黄酮类化合物有花青素、大豆异黄酮等。

黄酮类化合物有助于改善血液循环，促进大脑健康。

浆果类水果，如蓝莓、树莓、草莓、葡萄、石榴、樱桃、桑葚、猕猴桃等，以及柑橘类水果如橙子、葡萄柚、橘子、柠檬等，都富含黄酮类化合物，可以交替给孩子们食用。另外，深紫色的蔬菜以及豆类也都含有黄酮类化合物。

5. 主食

不吃主食容易引起低血糖反应，会影响到大脑。大脑要思考、要活动、要生存，它的能量来源就是糖。血糖低容易造成大脑细胞的供氧中断，中断一定时间后，脑细胞就会死亡。

所以，主食是维护大脑细胞最基本的食物。没有主食中的糖做基础，整个脑细胞将处于无法工作的状态。

美国的一项研究发现，如果持续一周不吃主食，记忆力就会衰退。

而且，有一些主食被称为"脑黄金"，这里是指对维护记忆力有很大帮助的主食，例如小米和玉米。

先来看看小米。

小米里有一种重要的氨基酸叫作"色氨酸"，它是人体所需要的八种必需氨基酸之一。

色氨酸跟大脑什么关系呢？

大脑的高级神经活动需要神经冲动的传递。比如，两个正在沟通交流的人，有些时候不需要说话，一个眼神，对方也能明白，这就是一种传递信号的沟通。

大脑的这种传递需要一种传递素，有了传递素才能构成冲动传递，而色氨酸是传递素的重要组成成分。

小米里的色氨酸不仅能帮助增强记忆力，还有助于改善情绪和帮助睡眠。

再来说说玉米。

玉米里含有谷氨酸，它也是一种氨基酸，虽然不属于必需氨基酸，但谷氨酸是唯一参与大脑代谢的氨基酸。

大脑代谢涉及能量的传递和信号的传递，谷氨酸在这个过程中能发挥一定的作用，是大脑工作不可缺少的物质基础。

相较于其他主食来说，在日常生活中可以有意识地多给孩子吃一些小米和玉米。

这两种主食怎么吃才能发挥最大作用呢？

方式有很多，比如小米，可以用大米加小米焖成二米饭，玉米则可以用来替代某一餐的米饭或馒头。

除了小米和玉米，荞麦、燕麦、红豆等粗粮也都有利于大脑能量代谢，有助于维护记忆力，可以适当给孩子换着花样地吃。

不过，儿童的消化吸收能力比较弱，吃粗粮要控制量，不能过多食用。3岁以下的幼儿要少吃粗粮，即使吃，也要做到"粗粮细作"。

核桃补脑，到底是不是真的

日常摄入少量核桃等坚果，有利于延缓大脑的衰老过程，但并不是吃了核桃，就会马上"反应快了，记忆好了，智力提升了，人变聪明了"。

核桃中确实具有"补脑"的物质，比如 α - 亚麻酸、蛋白质、锌等，与其他常见坚果比，核桃中有益脑作用的 ω-3 系脂肪酸含量也是排名靠前的。

不过，食物营养的作用是长期积累的，不能急于求成，要坚持长期吃。也不要过度神化某一种食材，日常饮食还是要注意全面、均衡、适度。一个完整的饮食结构，没有营养短板，才能更好地呵护大脑健康。

呵护大脑功能要少吃这些食物

最后，再强调一些要少给孩子们吃的食物。

一个是高糖食物，高糖会引起大脑中的海马体出现炎症反应，进而影响记忆功能。

另一个是高升糖指数的食物，就是吃完后使得血糖升高很快的食物。这类食物吃完后容易犯困。

另外，富含饱和脂肪酸和反式脂肪酸的食物对大脑健康也有不利影响。这些是要少给孩子们食用的。

5

儿童四季
加餐指南

春季草莓：完美的水果选择

草莓酸酸甜甜，深受孩子们的喜爱。实际上，草莓不仅口感好，营养价值也特别高。

虽然草莓的口感很甜，但它的含糖量并不高，约为 8%，甚至低于胡萝卜。草莓之所以口感甜，是因为含果糖较多。

果蔬中含有的糖类主要有葡萄糖、果糖、蔗糖、淀粉等，其中果糖最甜，其次是蔗糖，再次是葡萄糖，而淀粉基本一点儿甜味都没有。

通常，果蔬中果糖含量越高，吃起来就会越甜；淀粉越多，则甜味越淡。

对于想吃甜食又怕长胖的孩子，草莓简直是完美的水果选择。

草莓还含有丰富的膳食纤维，可以帮助消化，让大便通畅。

草莓含有多种维生素。草莓中维生素 C 的含量比很多常见的水果都要高，每 100 克草莓含 58.8 毫克维生素 C，远远超过苹果、梨等水果。

草莓还含有丰富的 β – 胡萝卜素，β – 胡萝卜素是合成维生素 A 的重要物质，具有维持正常夜视力、保护皮肤等多种作用。

草莓中含有的花青素有很强的抗氧化作用。有些细心的朋友可能会发现清洗完草莓的水呈红色，担心买到了染色草莓。其实这是由于草莓里含有大量可溶于水的花青素，清洗时娇嫩的草莓被碰破了，花青素溶解到水里，就会出现红色。

市场上很多草莓的果蒂部分都呈白色，这是因为如果等草莓全部变红再摘，尖部很可能已经熟过头了。所以，白色果蒂的草莓可以放心买。

正是出于这个原因，有时候大家会买到熟度不高、不甜的草莓。不过，甜草莓的热量和含糖量要比成熟度差的或不甜的草莓高，而其他营养成分则与不甜的草莓相似。

有时候，我们还可以看到一些长得奇形怪状的草莓，这样的草莓可能使用了膨大剂，也可能是受到低温的影响，长歪了。不论是哪一种，都是安全的，可以放心购买。

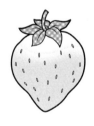

白果蒂草莓

刚刚好，可以买

全红草莓

如果熟过头，不建议买

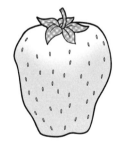

奇形怪状草莓

受膨大剂或低温影响，可以买

至于被人诟病的膨大剂，大家也不必太过恐慌。膨大剂是一种合法的植物生长调节剂，能够促进植物果实的生长，正常使用不会对人体造成危害。

　　草莓表面粗糙，但果质娇嫩，不易洗净。清洗草莓时，可以在流动的自来水下冲洗 30 秒以上，然后用清水浸泡 5 ～ 10 分钟，再用流动的水冲洗。洗之前不要去蒂。规范种植的草莓使用的是高效低毒的农药，即使有农药残留，也不一定代表着药残超标，只要认真清洗了，还是可以放心食用的。

夏季绿豆汤：
消暑效果更持久

绿豆是非常适合夏天食用的粗粮，它含有多酚类物质、生物碱、豆固醇、多种维生素，以及钙、铁、钾等矿物质，有清热消暑和利尿的作用。

如果是为了消暑，最好喝绿色、不开花的绿豆汤。

细心的朋友会发现，煮绿豆汤的时候，有时汤是绿色的，有时是红色的，它们消暑的功效一样吗？

两种颜色的汤，作用是有一些区别的。从解暑、清热的角度来说，绿色的绿豆汤效果可能会更好一些。

绿豆皮中的多酚类物质对于温度调节中枢有一定的抑制作用，而这种多酚类物质比较敏感。它会在高温加热的情况下，与空气中的氧气发生反应，氧化成醌类物质，并继续聚合成颜色更深的物质。

所以，如果是在短时间内盖上锅盖煮绿豆汤，汤汁没有接触过多氧气，煮出来的汤就是绿色的。

如果把锅盖打开，把煮汤的时间延长，多酚类物质就会被氧化，绿豆汤就会呈红色。

当然，把煮好的绿豆汤在空气中放置久了，颜色也会逐渐变红加深。

不过，不是说煮成红色就不能喝了。总的来说，两种颜色的绿豆汤营养区别并不是特别大。煮成红色照样能喝，只是从获得多酚、利尿的角度来看，绿色的绿豆汤效果会更好一些。

如何让绿豆汤保持绿色？

绿豆汤变色与加热时间以及氧化作用有关，想获得更好一些的消暑效果，要注意两点。

一是控制好煮制时间，不要把汤熬成红色。

二是降低氧化反应速率。比如，用纯净水煮，在煮绿豆汤的时候放些许柠檬汁或两三片维生素 C，或者减少水中的氧气量等方法都可以保护多酚类物质，降低氧化速率，让绿豆汤长时间保持绿色。

绿豆汤一天喝多少比较合适？

因人而异。

可以根据孩子的耐受情况控制饮用量，一般每天 2 ~ 4 小碗即可。如果喝完感觉舒服，可以多喝点。

不过，不要喝太多，也不要用绿豆汤来替代白开水。水是纯净的载体，可以溶解其他的营养素，使营养素在身体里顺畅地流动，这是绿豆汤无法代替的。

至于喝的时间，最好放在两餐之间，常温饮用。尽量少喝或不喝冷藏过的绿豆汤，以免引起腹痛、腹泻等症状。

如果孩子的肠胃比较虚弱，喝了绿豆汤后不舒服，可以试试加了大米煮成的绿豆粥，也可以吃绿豆粉加工而成的食物，这些食物也都可以起到一定的作用。

喝了汤，剩下的豆子怎么办？

煮熟的绿豆，其豆皮和里面的肉含有一定的胶体类成分以及不可溶性膳食纤维。从这个角度来看，推荐大家把汤里的豆吃了。

还需要提醒朋友们的是，如果是为了消暑喝绿色的绿豆汤，用泡过的绿豆煮 10 多分钟就可以关火饮用了。不过，这个时候的绿豆没有开花，对孩子来说不好消化。你可以盛出部分汤后，继续煮 20 分钟。把绿豆煮开花，然后再吃豆子，或者可以继续用这些绿豆熬粥喝。

秋季鲜枣：
水果全能冠军

在秋季常见的水果中，鲜枣堪称营养冠军。它含有的营养素非常丰富，鲜枣最大的营养价值在于其丰富的维生素 C 含量。此外，鲜枣中还含有 B 族维生素、膳食纤维、果胶，以及各种有机酸。

干枣中的维生素 C 在干制过程中被破坏掉了，所以干枣的营养价值比不上鲜枣。

鲜枣虽然好，但是吃法有讲究。有一个成语叫作"囫囵吞枣"，这种吃法是不行的，枣一定要慢慢地咀嚼着吃，要把外面的皮嚼碎、嚼烂了再吃进去。枣皮在胃肠道中的消化不是那么容易，如果吃得太随便、太快，胃肠道将为此付出代价。

对于儿童来说，枣有营养，但不能多吃。枣太甜，且枣皮和枣肉里有一些成分不容易消化，儿童甜食吃多了还会影响到正常吃饭。

因此，很多朋友会问："枣这么小，一天应该吃多少个？或者说，一次应该吃多少个？"最简单的衡量办法就是：每天用手抓一小把，抓多少就吃多少。

协和专家给中国儿童的营养指南

冬季腊八粥：
营养丰富又温暖

小孩小孩你别馋，

过了腊八就是年，

腊八粥，喝几天，

哩哩啦啦二十三，

……

朗朗上口的童谣，让寒冬腊月也充满了腊八粥的温暖。

腊八粥中可以放很多食材，如各种米、莲子、花生、百合、大麦仁、绿豆、大枣等。这些坚果、杂粮和豆类含有丰富的蛋白质、脂肪、碳水化合物、钙、磷、铁等成分。腊八粥营养丰富，老少皆宜。

要提醒大家的是，在用大枣熬粥前，一定要去掉枣核，以免儿童误吞引起窒息。关于误吞枣核的事件屡见报端，大家一定要将枣核仔细清理好。

许多人喜欢在煮粥时放一些食用碱，认为这样做出来的粥黏糊，而且味道更香。殊不知，粮食中所含有的 B 族维生素在碱性环境中很不稳定。这样一来，维生素 B_1、维生素 B_2 等就会损失大半。

对于煮制时间长的杂粮粥和豆类粥，也不要加碱。因为杂粮和豆类维生素 B_1、维生素 B_2 含量丰富，加碱会使维生素严重流失。

需要额外说明的是，如果孩子消化功能没有问题，可以适量饮用腊八粥。如果孩子消化功能偏弱，那么也不必刻意追求一个"杂"字，以免孩子吃完不舒服且不知道是对哪种食材不适应，普通的二米粥也是可以帮孩子补充营养的。

最后，给大家送上一份腊八粥食谱。

【腊八粥】

材料：燕麦，大米，黑米，黄豆，红豆，花生米，莲子，大枣。

做法：

1. 将食材洗净，大枣去核，豆类可提前泡 4 小时。

2. 所有原料放入锅中，加适量水，熬煮成粥即可食用。

6

儿童的健康
修复指南

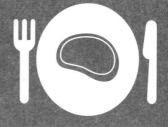

熬夜疲惫怎么吃

　　睡眠的重要性，丝毫不亚于饮食和运动。人类在进化的过程中形成了一个相对固定的身体节律，而熬夜这种行为与自然节律背道而驰。如果长期如此，会引起肥胖、皮肤变差、免疫力下降、记忆力衰退，甚至猝死等种种问题。

每天应该睡几小时

　　《健康中国行动（2019—2030 年）》提倡，成年人平均每日睡眠要达到 7 ~ 8 小时。对于其他年龄段的群体，也给了指导性的意见。其中，小学生每天睡眠时间为 10 小时，初中生为 9 小时，高中生为 8 小时。

熬夜的人要注意补充什么营养

　　现在在"双减"政策下，孩子的熬夜现象应该没有那么严重了，但难免有孩子存在晚睡的情况。那么，这些孩子在饮食上首先要注意补充 B 族维生素。

B 族维生素能够为神经系统提供营养，使人的神经肌肉维持正常功能，提高人体兴奋度。而熬夜会引起疲劳，这时身体就需要调动更多的 B 族维生素来对抗疲劳。

因此，熬夜者体内 B 族维生素的消耗量和需求量都要高于正常睡眠者。熬夜者如果不额外进行补充，身体更容易缺乏 B 族维生素。而粗粮、大豆、瘦肉、坚果类富含 B 族维生素，熬夜的人要多吃一些。

另外，熬夜会降低机体对自由基的清除能力。因此，熬夜的人可适当增加抗氧化物质的摄入，比如维生素 C、维生素 E、花青素等。在食物选择上，可以吃点儿猕猴桃、蓝莓、坚果等。不建议大家去买维生素 E 胶囊，因为坚果中已经含有大量维生素 E 了。

具体的食材摄入量，可以参考相应年龄段的膳食宝塔图。如果靠饮食实在无法改善身体状况，必要时可以到营养科面诊评估，遵医嘱服用适合自己的营养补充剂。

夜宵怎么吃

如果夜间能量消耗很大，也可以吃点夜宵。夜宵尽可能选择清淡的、相对好消化一些的食物，比如烤馒头片、全麦面包片等富含碳水化合物的食物，以免因熬夜时饥饿、血糖偏低而导致大脑不清醒。也可以选择吃一些水煮花生、水煮毛豆、瘦肉粥等。另外，吃一些水果、喝一点酸奶也可以，别吃太多就行。注意不要吃太油腻的和难消化的食物，以免影响睡眠。

感冒咳嗽怎么吃

有些孩子容易感冒、咳嗽，原因比较多，可能跟孩子的生活环境、生活方式有关，也可能跟孩子的免疫功能发育尚不成熟，或者其他一些疾病的影响有关。从营养角度来看，一些营养的缺乏，也会导致孩子抵抗力下降。

比如，维生素 A 被称为"抗感染维生素"。有调查发现，反复出现呼吸道感染的孩子，体内维生素 A 的水平更低。维生素 A 能够维持上皮细胞结构及功能的完整，可协助淋巴细胞发挥作用，协调免疫蛋白发挥活性。另外，维生素 C、维生素 D、铁、锌以及蛋白质等营养的缺乏，也与孩子抵抗力降低有关。关于这些营养的补充，我们在本书其他章节有所涉及。

在日常生活中，孩子的饮食还是尽量要做到全面、均衡、适度，以避免营养缺乏。同时，要注意保证户外活动，勤通风、勤洗手，尽量不去人员密集的场所等。

感冒期间，饮食要尽量清淡、易消化

在感冒期间，人们的消化功能会有所减弱，这时候的饮食尽量清淡、好消化。

比如清淡的汤和粥，不仅易于消化，还可以帮助人体及时补充水分。尤其人体在发热的时候，新陈代谢增快，水分消耗大，及时补充水分很重要。同时，热汤和热粥的蒸汽对湿润气道也有一些帮助。

当然，清淡饮食不是不能吃肉。人体相对虚弱时，要注意优质蛋白质的补充，摄入充足的肉、蛋、奶。鸡肉和鱼肉中含有人体所必需的多种氨基酸，且其蛋白质易于人体消化吸收，有助于增强机体对感冒病毒的抵抗能力，可以适当食用。

有的家长听说感冒的时候不能吃"发物"，其实在营养学中并不存在"发物"一说。当然，有些人对海鲜、鱼类等食物过敏，这种情况要另当别论。

牛羊肉的肉块有时候存在炖不烂、嚼不动的问题，尤其年龄小的孩子，牙齿咀嚼功能还不够强大，食用牛羊肉会增加消化负担，所以感冒期间可以注意减少这类食物的食用量，尽量不吃烤羊肉串等食物。有些薄的羊肉片、牛肉片虽然相对好咀嚼，但要注意选择瘦一点儿的，尽量不吃肥羊片、肥牛片，太过油腻的食物不符合"清淡"的标准。同时，浓的肉汤、火锅汤也不适宜饮用。

还有传言说，感冒、发热期间不能吃鸡蛋，其实鸡蛋是可以适当吃的，鸡蛋是非常好的蛋白质来源，但做法要尽量清淡，做成蛋花汤、蒸鸡蛋羹、水煮鸡蛋都可以，而油煎鸡蛋这种做法是不推荐的。

另外，在感冒期间，选择酸奶相对来说比牛奶更好一些。有的孩子喝牛奶会有腹胀的感觉，喝了牛奶就吃不下其他富含营养的食物了；

而酸奶相对来说好消化一些，还含有益生菌，喝起来酸甜可口，在感冒期间可以适当饮用。

保证果蔬的摄入

除了补充这些富含蛋白质的食物，感冒期间也要尽量保证蔬菜、水果的摄入，以帮助孩子及时补充足够的维生素、矿物质等营养。

比如，蘑菇里含有对身体免疫力有帮助的物质和抗氧化物，感冒期间可以适量食用。

另外，感冒期间也可吃一些葱和蒜。洋葱营养价值丰富，能刺激肠胃，促进消化腺分泌，增进食欲。

洋葱还含有一种叫硫化丙烯的油脂性挥发物，当人们在切洋葱的时候会感觉辣眼睛，就是因为这种物质。

硫化丙烯对病原菌有一定的抑制作用，有助于减轻感冒症状。

生的洋葱，抗炎效果更好，但对胃肠的刺激大。炒得越熟，肠胃越能承受，但抗炎效果也越差。吃洋葱的时候，可以将其混合到其他食材中，以减少其辛辣感，例如可以将其切成细丝卷在自制三明治里。

大蒜是饮食中不可缺少的调味品，大蒜内也含硫化丙烯。

但大蒜不能大量吃，成年人一天吃两三瓣即可，小孩子根据个人耐受能力可适当减量。吃蒜最好的方式是生吃——拍碎了，并且在空气中放置 10 分钟再吃。因为大蒜里还有两种物质，一种叫蒜氨酸，一种叫蒜酶，将大蒜拍碎后，蒜氨酸跟蒜酶会结合起来，在空气中氧化，约 10 分钟后会产生出对人体有益的大蒜素，所以只有这样才会发挥大蒜的保健作用。

虽然孩子们吃的量比较少，不一定有多大作用，但适当吃一些葱和蒜也没啥坏处。当然，有些孩子吃葱和蒜觉得辣胃，不舒服，那么这种情况下不吃也罢。

由于洋葱含有低聚果糖，会在大肠中发酵产气，所以有些孩子食用后会感觉胀气。如有此情况可以适当减少食用量。

不过，像辣椒这样过于辛辣的食材，孩子吃完后喉咙不适感可能会加重，所以在感冒、咳嗽期间尽量不吃。此时，选择彩椒要比辣椒相对来说更合适，彩椒味道温和，颜色鲜艳开胃，且富含丰富的维生素C，是值得推荐的食物。

另外，一些富含粗纤维、不好消化的蔬菜，比如韭菜、茼蒿等，可以暂时不加入孩子的菜单，以免增加孩子的消化负担。

至于水果类，可以优先选择梨。梨富含维生素、钙、铁和膳食纤维等，可以帮孩子补充营养。且梨鲜嫩多汁，素有"天然矿泉水"之称，可以帮助身体补充水分。另外，梨中含有较多果糖和山梨醇。这两种糖能快速吸收水分，再缓慢释放出去，可以帮助消化道黏膜更长时间地保持湿润，起到一定的滋润作用，从而有助于减轻咽喉干、痒、痛等不适。

有类似功能的还有蜂蜜。蜂蜜的果糖含量也比较高，可以帮助滋润呼吸道黏膜，从而辅助缓解咳嗽的症状。虽然我们平时强调给孩子限糖，不过孩子咳嗽不适的时候，喝一小勺蜂蜜，也不失为一种应急措施。注意别多吃即可，每天摄入的糖总量尽量不超标。但注意，1岁以下的宝宝不能吃蜂蜜。

除了食物之外，饮水的重要性还要特别强调。感冒期间一定要保证孩子的饮水量，多喝温热的水，但水温也别太烫，因为超过65℃的热饮会增加患食管癌的风险。饮水要有规律地按时间表去喝，不要等孩子渴了再喝。从早上8点到晚上8点这12小时，每隔2小时或者3小时，就要给孩子喝 200 毫升的温水。

　　总而言之，在感冒、咳嗽期间，孩子的饮食营养问题是不容忽视的。希望大家在看医生、做好临床治疗的同时，营养也要跟上，给孩子打好预防或者治疗感冒的营养基础。

食欲不振怎么吃

生活中有一些孩子不怎么爱吃饭，家长追着喂也吃不了几口。原因比较多：可能是孩子的饭量小，真的吃饱了；也可能是孩子生病了，食欲不好；或者是孩子锌、铁等营养素缺乏，从而有厌食、挑食的表现。其他方面，比如喂养方法不正确以及孩子心理上的一些原因，也会引起孩子不爱吃东西。

另外，有研究表明，孩子在尝试新种类食物的时候，往往需要尝试6～10次，甚至20次才会接受新的口味或者口感。如果是这种情况，家长们可以尝试用不同的方法烹饪新食材，或者将新的食材掺和在孩子喜欢吃的旧食材里，以此来带动孩子的食欲。

此外，如果孩子的消化功能比较弱，吃下的食物消化得慢，孩子也容易食欲不佳。这时候就要让孩子适当加强户外活动，促进胃肠蠕动。

那么，在饮食上怎么帮孩子开胃呢？

开胃的意思，即促进孩子消化，增进食欲，也就是让孩子胃口增大，多吃些食物。

这就要求家长注意掌控食物的色、香、味、形，做到干稀搭配、粗细搭配、色彩搭配。在食材的造型上，家长也可以花些心思，例如可以跟孩子一起给食物拼出卡通形象等。让孩子和家长一起参与食物的制作，以增加孩子对食物的兴趣。

在食材的选择上，可以适当吃一些开胃食物，比如山楂、陈皮、草莓、甜橙等。这些食物有一定的开胃效果，可以刺激食欲。而葡萄、香蕉、荔枝等因含糖较高，食用后可能会降低食欲。

调味品方面，可选一点番茄酱、咖喱汁、辣椒酱等，但不宜过于刺激，因为这些调味品的含盐量可能会高一些，还可能刺激儿童的胃肠道。我们要谨防矫枉过正。

此外，胃口不好的孩子，要避免吃过多的粗纤维食物，以免影响孩子的胃排空。这些孩子要禁用或少用以下食物：油炸食物、韭菜、生黄豆、奶油类食物、甜的碳酸饮料等。尤其三餐前不要让孩子接触各类甜食或甜饮料，否则将雪上加霜，使其本来就不好的胃口变得更加糟糕。

另外，大量进食花生、瓜子的行为也是不提倡的。

这里给家长们推荐一道开胃食谱：山楂鸡翅。

【山楂鸡翅】

材料：山楂30克，鸡翅200克，生姜3片，葱花少许，盐、酱油适量。

做法：

1.将山楂、鸡翅洗净备用；

2.将鸡翅与山楂、生姜一起放入锅中，加入适量冷开水和酱油，炖至熟烂，下葱花后再稍炖片刻，出锅前加入适量的食盐，一道开胃又美味的山楂鸡翅就做好了。

营养点评：

山楂之所以能够开胃，是因为山楂的"酸"是恰到好处的"酸"。它的酸味比较适中，且主要来自有机酸，比如枸橼酸、苹果酸等。吃进体内，不仅容易被消化，还能够促进消化腺分泌。

炖肉时放入山楂，不仅可以去腥，还能让动物蛋白更好、更快地分解，使得炖肉口感更好，软烂、鲜嫩，还便于消化。对于老年人、儿童等胃肠道功能比较弱的人来说，这样吃肉更合适。

改善便秘怎么吃

在这里，我们主要讨论功能性便秘，就是非梗阻或器质性疾病导致的便秘。

那么，具体什么表现算便秘呢？

便秘可表现为排便困难和（或）排便次数减少、粪便干硬。

孩子便秘表现为排便费时费力、有排便不尽感或肛门直肠堵塞感，甚至需辅助排便。排便次数少，是指每周排便小于或等于三次。正常的便便软硬适中，含水量在 60% 左右，呈香蕉形或金字塔形状，而便秘时排出的粪便又干又硬。

如果孩子出现上述情况达 6 个月以上，就属于慢性便秘。而我们平常所说的便秘，大多属于大便干燥或排便困难。

缓解便秘怎么吃

1. 保证膳食纤维的摄入

膳食纤维是指在人体内不能被小肠消化吸收，直接进入大肠，可在大肠中被发酵和利用的可食用植物性成分、碳水化合物及相类似物质的总称。地里长出来的食物，多少都含有膳食纤维。

在营养学领域，膳食纤维被称为"第七大营养素"，其首要任务就是帮助人体清理肠道、改善排便状况。

一些人以"口感粗糙，嚼不烂"来判断食物是否含有膳食纤维。其实，食物膳食纤维的含量并不与食物的"粗糙"程度成正比。

膳食纤维根据是否溶解于水，可分为两大类：不溶性膳食纤维和可溶性膳食纤维。不溶性膳食纤维在某些情况下能够看得到，而可溶性膳食纤维是肉眼看不到的。这两种形式综合起来，就构成了膳食纤维的总体。

一般梗多、茎多的蔬菜，比如芹菜、白菜等，其不溶性膳食纤维含量比较高。而一些口感细腻的瓜果，比如香蕉、地瓜中，可溶性膳食纤维则占了上风。

一些朋友可能看着芹菜这类蔬菜梗比较粗，就感觉其膳食纤维含量高，其实不然。比如地瓜，既含有可溶性膳食纤维，又含有不溶性膳食纤维，加在一起的总含量不比梗粗的蔬菜低，甚至比它们更高。

不溶性膳食纤维口感粗糙，可以刺激肠道蠕动，使大便成形，促进排便；可溶性膳食纤维并没有粗粝的口感，它可以溶于水，吸水后会膨胀起来，有助于增加大便的含水量。可溶性膳食纤维还更易被肠道细菌发酵分解，并诱导益生菌大量繁殖。因此，膳食纤维对肠道健康非常有益。

哪些食物富含膳食纤维呢？

第一类：粗粮，如玉米、高粱米、糙米、燕麦、荞麦等。

第二类：高膳食纤维的蔬菜，如荷兰豆、笋、毛豆、豌豆、扁豆、红薯叶、彩椒、香菇、花椰菜等。

第三类：高膳食纤维的水果，如酸枣、梨、番石榴、无花果、牛油果、金橘、桑葚、猕猴桃等。

第四类：菌藻类，如海带、紫菜、木耳等。

第五类：坚果种子类，如芝麻、巴旦木、开心果、松子、夏威夷果、腰果等。

有些家长担心，把蔬菜做成馅儿或者切成段，其膳食纤维帮助排便的能力是不是会变差？对于这个问题，我可以肯定地告诉大家，不会变差。

其实，膳食纤维不仅不怕切，而且切得越碎、嚼得越烂，越能让胃感到舒服。同时，毫不影响其疏通肠道的功效。

另外，膳食纤维对热也不敏感，烹调的时候把菜做熟，只要别油炸，别放太多辛辣、刺激、油腻的配料就行。

一些人担心把木耳这样的食材炖黏糊、炖烂了会破坏膳食纤维，其实这种担心也大可不必，做熟、炖烂都不影响其膳食纤维发挥功效。

需指出的是，应根据胃肠耐受的情况决定膳食纤维摄入量。从少量起逐渐增加，以免引起或加重腹痛、腹胀的情况。

2. 要让孩子喝够水

便秘的原因之一，是粪便的水分被肠道过分吸收，使得大便变干、变硬难排出，而保证饮水量有助于增加粪便的含水量。

保证及时饮水其实是一项很重要的养生措施，但往往容易被人们忽视。一定不要等孩子觉得口渴了再给他喝水，这时孩子的身体已经处在缺水的状态了。尤其在早上起床以后，可以空腹喝一杯水，刺激胃结肠反应，来促进排便。

希望家长为孩子建立规律饮水的时间表。就像我们三餐有规律地吃一样，我们每天也要规律地饮水。间隔 2 ~ 3 小时喝一杯水，一杯总量大概为 200 毫升，这样才能喝够膳食指南的推荐量。尽量优先选择白开水，不要喝含糖的碳酸饮料或者榨的果汁等。

3. 保证脂肪摄入量

有些人便秘，是因为膳食纤维没吃够；还有些人，是因为脂肪没吃够。事实上，脂肪也有助于润肠通便。当然，我们不提倡给孩子摄入过多的烹调油，但我们可以优先选择"好脂肪"。比如，牛油果中不仅含有好的脂肪，其膳食纤维含量也丰富。另外，坚果也含有好的脂肪，孩子可以适量吃，但要注意控制好食用量，还要谨防窒息。

4. 吃一些富含小籽的水果

平常可以给孩子吃些富含小籽的水果，比如火龙果、草莓、猕猴桃等。水果中的小籽不易被人体消化吸收，可以刺激肠道蠕动，从而促进排便。

5. 补充益生菌

补充益生菌也有助于肠道健康。常见的富含益生菌的食物就是酸奶。需要注意的是，酸奶中的乳酸菌在 0 ~ 4℃ 的环境中处于"休眠期"——菌体有活性，但繁殖速度较慢。乳酸菌的适宜生存温度为 35 ~ 45℃，温度达到 65 ~ 75℃ 便会死亡。

如果未将酸奶冷藏，而是长期置于室温中，乳酸菌就会大量死亡。

一方面，活性乳酸菌在室温下生长繁殖活跃，产酸会增加，酸度会增高，而酸度增高到一定程度后会反过来抑制乳酸菌的生长，导致乳酸菌死亡；另一方面，乳酸菌的繁殖需要大量的糖分，糖分消耗完毕之后，乳酸菌会因为失去基本营养物质而开始大量死亡。

所以，大家买酸奶的时候，可以首选那些放在冷藏柜里的酸奶。买完及时放到家里的冰箱冷藏室，将温度保持在 4℃左右，避免乳酸菌过度繁殖。

酸奶从冰箱里拿出来后最好放到常温再给孩子喝，以防过度刺激胃肠道。

此外，还有一种常温酸奶，其与冷藏酸奶的主要区别就是不含活性乳酸菌，其余营养成分差别不大。

常温酸奶为了便于存放，在酸奶发酵完成后，会再次加热灭菌，活性乳酸菌和一般杂菌就都被灭活了。

有家长会问："我们喝酸奶时，益生菌会被胃酸杀死吗？"

益生菌进入肠道的过程可谓险象环生，真正抵达目的地的益生菌并不多。不过值得庆幸的是，以往人们认为只有活性益生菌才对肠道有益，而现在一些研究发现只要补充的益生菌死菌体、细胞碎片及其代谢产物的数量足够大，就同样有很好的复合免疫作用，可促进双歧杆菌增殖，调节肠道菌群，有益于人体健康。

总的来说，还是活性益生菌的效果更好。

以上是饮食方面要注意的一些问题。此外，还要注意适量运动。运动可以提高肠道的蠕动能力。比如，可以每天跑跑步或者走走路，这是全身性的运动。同时，还可以做一些局部的运动，比如晚上睡前，孩子躺在床上后，在孩子的腹部顺着肚脐按摩，顺时针 50 下、逆时针 50 下，也有刺激肠道蠕动的作用。

形成良好的排便习惯

有些孩子经常大便干燥或者便秘，一部分原因是他们玩的时候太投入，有便意也不愿意去厕所，导致下次排便时大便干燥，久而久之容易引起便秘。所以，给孩子养成定时排便的良好习惯是非常有必要的。

人体有自己的生物钟，该做什么的时候，身体会自动为你"敲钟"。形成晨起排便的规律后，即使某一天便秘，也可以到厕所蹲一会儿。这时，身体很可能就会自动产生一点排便的感觉。

而且我们现在发现，吃进食物可以刺激胃肠蠕动，因此三餐以后的排便机会比餐前要大。所以，可以让孩子在一日三餐中的某一餐之后，到厕所里坐一会儿或蹲一会儿，酝酿一下。此时，孩子可能会产生一点排便的感觉，并且形成规律。此后，无论有没有排便的感觉，每天这个时间都要去趟厕所，时间长了就会慢慢形成反射，这是一种解决便秘的办法。

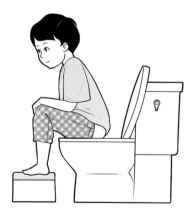

孩子脚底踩矮凳，更利于排便

一般来说，孩子蹲着排便时，肛管直肠角的角度也会影响大便的排出。如果家里是坐便，也可以让孩子在脚底下踩个矮凳，将身体前倾，这样更利于孩子排便。

需要强调的是，孩子便秘的时候，家长不要给孩子滥用泻药。滥用泻药可导致孩子对泻药形成习惯性依赖，甚至成瘾。而且，肠黏膜被泻药长期刺激，易发生应激能力减弱，甚至产生耐药性。另外，泻药对肠道的反复性刺激会导致胃肠功能紊乱、消化不良，甚至加重便秘，从而形成恶性循环。如果饮食和运动不能帮孩子改善便秘，那么尽量遵医嘱用药，这样更安全些。

还有些家长会给孩子服用钙补充剂，这也可能导致孩子便秘。如果需要服用钙补充剂，也尽量遵医嘱。

最后，向大家介绍一款能润肠通便的食谱，给大家示例。

【 木耳白菜 】

材料：白菜，木耳，葱，姜，花椒、八角、盐、老抽、香油、醋等适量。

做法：

1.白菜用手撕片，木耳泡发后洗净、切丝；

2.锅中放油，小火加热，放入花椒、八角炒出香味，再加入葱、姜炒出香味；

3.放入白菜片，大火翻炒；

4.白菜片炒至微微变软时，倒入老抽、醋翻炒；

5.放入木耳，翻炒熟，撒少许盐、香油，炒均匀即可。

营养点评：

黑木耳有一定的胶质，对促进肠道的清洁有一定的作用；白菜含有一定量的膳食纤维，对促进肠蠕动也是有作用的；烹调时加入香油，对润肠通便也是有一定帮助的。这里的白菜可以替换成圆白菜、娃娃菜、油麦菜等其他蔬菜，家长们可以变着花样灵活搭配。

体重超标怎么吃

我国有多少体重超标的孩子呢?《中国居民营养与慢性病状况报告（2020年）》数据显示，我国6～17岁儿童青少年的超重率及肥胖率之和高达19%，而6岁以下的儿童，超重率及肥胖率之和为10.4%，这一比例确实不低了。

在聊饮食问题之前，我必须跟家长们达成一个共识，就是对于儿童肥胖这个问题，家长们应该怎么看?

很多家长认为，孩子胖一点儿是好事，说明孩子身体壮、抵抗力强，以后得病的风险低。所以，他们喜欢养一个"大胖小子"，不喜欢孩子从小体重偏低。甚至有家长还来我们的门诊咨询，说自家孩子好像没有谁家的孩子那么壮、那么胖，问我能不能给他家孩子增加点体重。

我在这里想跟大家说，孩子的体重一定要保持在尽可能正常的范围内。一般儿童超重，多出来的体重都不是肌肉重量，基本上都是以脂肪的重量为主的。这种孩子就是我们俗称的"小胖墩儿"。

协和专家给中国儿童的营养指南

有些孩子因为肥胖，会出现性早熟，继而影响身高和心理健康。有些孩子在很小的时候，就已经出现了肥胖造成的血脂异常、血糖异常或者脂肪肝等。如果持续肥胖下去，那么到成年以后，他患各种慢性病的风险会大幅增加。

据现在国际上的研究表明，近百种疾病都是跟肥胖、超重有一定关系的。所以，我希望我们广大的家长牢牢树立一个观念：孩子绝不是越胖越好，也绝不是越胖越健康，越能抵抗疾病。

另外，如果孩子的体重超标了，家长们还要警惕其他一些疾病的原因，比如库欣综合征、甲状腺功能低下、生长激素缺乏症、性腺功能减退、高胰岛素血症、多囊卵巢综合征、下丘脑－垂体病变、精神心理因素以及一些药物的影响等。这些因素都可能导致孩子的体重异常，家长们需要及时寻求医生的帮助。

通常来说，绝大部分孩子体重超标的原因是：能量摄入 > 能量消耗。

一般健康人群的能量摄入来源是食物，比如一名 11 岁轻体力活动的女生每天需要的能量为 1800 千卡。

一个人的能量消耗主要分为以下三个部分。

基础代谢，指人体维持生命所有器官所需的最低能量需要。基础代谢是我们一天中能量消耗的大头。

身体活动，包括日常生活、出行、工作、锻炼等所有增加能量消耗的活动。这一部分占一天能量消耗的 15% ~ 30%。这部分能量消耗是我们可以控制的，运动能量消耗属于此部分。

食物特殊动力作用，又称"食物的热效应"。通俗来讲是指在摄食过程中，对食物进行消化、吸收、代谢转化而消耗的能量，这部分占一天能量消耗的 5% ~ 10%，也相对比较稳定。

从上面能量消耗的途径来看，我们相对能左右的是身体活动所消耗的能量。

这里，给朋友们举例说一下常见运动所消耗的能量。

不同运动能量消耗量（以 56 千克女性 10 分钟运动消耗能量计）

类别	能量消耗量（千卡）
中速步行（5km/h）	32.7
快速步行（5.5 ~ 6km/h）	37.3
慢跑	65.3
自由泳	74.7
跳绳（中速）	93.3

资料来源：参照《中国居民膳食指南（2022）》和《常见身体活动强度和能量消耗表》。

然后，让我们看看食用一些零食、小吃所摄入的能量。

不同食物能量与运动消耗能量的对照

（以体重 56 千克女性中速步行运动为例）

类别	能量（千卡）	中速步行时间（分钟）
100 克某款方便面	470	144
100 克某款饼干	500	153
1 块蛋糕	300	92
1 个泡芙	200	61
1 个甜甜圈	150	46
100 克月饼	420	128
100 克巧克力	500	153

协和专家给中国儿童的营养指南

类别	能量（千卡）	中速步行时间（分钟）
100 克全脂酸奶	86	26
1 个蛋挞	240	73
1 个蛋黄派	130	40
30 克薯片	150	46
1 杯奶茶	400	122
100 克雪糕	250	76

注：根据《中国居民膳食指南（2022）》和《常见身体活动强度和能量消耗表》，以及超市中零食包装上的能量标识估算得来。

从上面的表格中可以看出，吃一些加工的零食小吃后，能量摄入非常容易超标。

比如，上午喝 1 杯奶茶，再吃 1 个泡芙，就摄入了 600 千卡的能量。下午吃 1 块糕点或 1 包饼干，再喝 1 杯酸奶，加点坚果或巧克力，又摄入了 600 千卡的能量。加上正常的三餐，所摄入的总能量就已远远超过身体的需求了。

这也是为什么对于零食不离手的人来说，减肥非常困难。

我们再从能量消耗的角度，看看运动多长时间，可以将吃进去的食物"消耗掉"。

中速步行 1 小时所消耗的能量，吃 1 支雪糕，或 40 克坚果、2 个蛋挞、1 个泡芙，就能将能量"补"回来。

吃 1 碗泡面或 1 包饼干，则需要额外多走 2 小时才能将摄入的额外能量消耗完。

所以，我们辛辛苦苦运动所消耗的能量，吃一点儿食物就能轻松"补"回来。

而且，运动过的人更容易饥饿，更倾向于吃更多的食物。这也难怪很多人靠运动减肥，却越减越肥。

所以，运动当然很重要，它有很多益处，是要提倡的，但是对于减肥的人来说，管得住嘴也很重要。

日常防治肥胖怎么做

第一，必须要培养孩子形成良好的进食规律。也就是说，三餐该什么时候吃、该吃多大量，一定要规规矩矩，不可随便改变。一旦生物钟被打破，比如有的孩子熬夜，有的孩子不吃早饭等，就会造成肠道菌群紊乱，从而增加发生肥胖的风险。有的孩子为了减肥不吃早饭，这有可能造成午餐的吸收效率增高 30% 以上，反而促进肥胖的发生。

总的来说，孩子们需要均衡的饮食结构来保证生长发育所需，各类食物的搭配原则可参考《中国居民膳食指南（2022）》中设计的"平衡膳食宝塔"和"平衡膳食餐盘"。不建议超重的孩子通过过度节食减重，也不建议短期内（小于 3 个月）快速减重，以避免孩子的体重像悠悠球一样不断反弹。

第二，必须让孩子做到"吃、动平衡"。有的家长觉得，既然饮食对体重影响大，那从饮食上调整是不是就够了？这里要强调，吃和动是两条腿，缺一条腿就走不好。所以对于减肥这件事，既要管住嘴，也要让孩子迈开腿，让孩子从小喜欢运动、擅长运动。

《中国人群身体活动指南（2021）》对不同年龄的孩子的身体活动进行了指引。

对于 2 岁及以下儿童，每天应与看护人进行各种形式的互动式玩耍；能独立行走的幼儿，每天进行至少 180 分钟（3 小时）的身体活动；受限时间（被抱着、被束缚着）每次不超过 1 小时；不建议看各种屏幕。

3 ~ 5 岁儿童，每天要进行至少 180 分钟的身体活动，其中包括 60 分钟的活力玩耍，鼓励多做户外活动；每次静态行为不超过 1 小时；每天视屏时间累计不超过 1 小时。

6 ~ 17 岁儿童青少年，每天进行至少 60 分钟中等强度到高强度的身体活动，且鼓励以户外活动为主；每周至少进行 3 天肌肉力量练习和强健骨骼练习；减少静态行为，每次静态行为持续不超过 1 小时，每天视屏时间累计少于 2 小时。

对于超重、肥胖儿童，在达到一般儿童推荐活动量的基础上，可以在能力范围内，根据自身情况，循序渐进地延长每次运动时间、增加运动频率和运动强度，达到有氧运动 3 ~ 5 次 / 周和抗阻运动 2 ~ 3 次 / 周，并形成长期运动的习惯。

防治肥胖怎么吃

从饮食层面上来讲，孩子预防或者治疗肥胖，要特别注意以下四类食物。

第一类是主食。我们既不能不吃主食，又不能让孩子大量吃主食。有些人认为，不吃主食可以达到减肥或保持身材的效果，实际上这种想法大错特错。

没有主食提供能量、保驾护航，身体中珍贵的蛋白质就容易像柴火一样被燃烧掉。人非但不能保持身材，还会丧失大量的蛋白质，从而可能会导致营养不良，出现肌肉松散、肌肤松弛、气色不好、发质变差等情况。

有些孩子对主食非常喜爱，但每顿饭主食量过大，从主食中摄入的能量过多，就容易造成肥胖。

关于主食，有的家长会问："减肥的时候吃米好还是吃面好？"其实，两者热量差不多，关键是吃了多少、烹调方式是什么，还有配菜的情况。比如，吃一碗米饭会配大量蔬菜，但吃面条通常是一大碗面配少量菜，这样主食提供的热量就明显不一样了。如果是炸酱面，还会有好多油。所以，要看孩子具体摄入了多少主食，以及摄入了多少的油和糖等能量物质。如果孩子的消化没问题，就尽量把主食粗细搭配，以增加饱腹感。

第二类是肉类。很多孩子，特别是男孩，爱吃肉，这是可以理解的，但是如果光吃肉、不吃菜，主要的食物都来自动物性食品的话，就可能造成油脂摄入超标。如果这里头又有相当多的肥肉或者动物内脏的话，还会引发血脂、血胆固醇异常，这个问题就大了。

我们说的减肥应该是减掉肥肉，适当增加肌肉。从营养学角度来说，补充富含氨基酸的食物能够很好地促进蛋白质合成、促进肌肉形成。氨基酸的种类差异也意味着营养价值的不同，对于健康增肌来说，补充支链氨基酸很重要。

支链氨基酸包括亮氨酸、异亮氨酸和缬氨酸，这三种支链氨基酸在促进蛋白质合成和节约蛋白质方面比别的氨基酸类型效果更好。这三种氨基酸在牛肉与鸡胸肉中含量较高，这两种肉脂肪含量也较低，适合减脂增肌时期食用。

如果孩子体重超标，那么给孩子烹制肉类的时候也需要有一些技巧。例如，可以搭配一些吸油的食材，比如茄子。茄子疏松多孔，它的吸油能力十分强，100 克的长茄子放入油锅 15 分钟后，能吸油 40 毫升。

烹制肉类时可以放一点茄子，不过要注意，茄子的作用是体外吸油，吸过油的茄子，一定不能让孩子多吃。

另外，用一些芋头来烹调肉类，也可以起到吸油的作用。现在市面上主要有两种芋头：大芋头和小芋头，个头大的一般是荔浦芋头，小芋头一般是毛芋。研究发现，大芋头和肉一起炖，能起到更好的吸油效果。同理，这样的芋头跟肉一起烹调的话，因为吸了油，孩子也不宜吃太多。

平时还可以用芋头替代部分主食，芋头含有很多可溶性膳食纤维，其膳食纤维的含量是米或面的 4 倍以上。这些膳食纤维能够延缓人体对能量的吸收，使人不至于在短期内迅速发胖。

第三类是甜食。有些孩子爱喝甜饮料，有些孩子爱吃含糖的食物，比如糕点、冰激凌等，结果造成能量摄入过高，发生肥胖。

第四类是油脂类。特别是油炸的、油煎的食品，比如油饼、薯条、油条、薯片等，都是高能量的食物。不用多说，大家一定都知道，经常吃的话会造成能量摄入超标。

儿童减重需要合适的脂肪总量，但也不能过分低脂或无油，需减少饱和脂肪酸和反式脂肪酸的摄入，提高不饱和脂肪酸的摄入。

富含饱和脂肪酸的食物有猪油、牛油、奶油、奶酪，以及椰子油、可可油、棕榈油等植物油，要注意控制摄入量。

反式脂肪酸主要来自烹调用油，一些不饱和脂肪酸含量丰富的植物油在经过高温煎炸、反复使用后，易产生反式脂肪酸。另外，一些加工零食中可能含有反式脂肪酸，购买时要看清营养成分表。在减肥期间，应尽量不吃或少吃加工零食。

我们把以上几种食物严格限制住的同时，要增加绿叶蔬菜、深色蔬菜的摄入。此外，要保证每天一个水果，还要尽量选择低脂肪高蛋白的动物性食品，比如去掉皮的鸡胸肉、里脊肉、鸡蛋清、脱脂牛奶等。

那么，具体到我们日常三餐的食谱，我在这里给大家一个示例来做参考，具体饮食可以适当调整。

早餐尽量要丰盛一些，孩子可以吃一个煮鸡蛋再加一个鸡蛋清，相当于两个蛋清加一个蛋黄，然后喝一杯牛奶。如果是肥胖儿童，可以选择脱脂牛奶，或者是一杯无糖的豆浆。然后配上青菜，比如清炒圆白菜，再加上生重一两的杂粮馒头或一碗二米粥。这是一顿复合型搭配的理想早餐。

多吃早餐，食物热效应更明显，可以额外消耗更多热量。如果孩子早上醒来饭量不大，可以把牛奶、豆浆挪到上午的加餐饮用。奶制品是一定要保证的，它是钙的主要来源，而钙在人体体重调控中起着一定作用。钙可以促进脂肪分解，减少脂肪的合成与吸收。

午餐，可以食用一些鸡胸肉，以保证优质蛋白质的摄入。比如，鸡胸肉炒三丁（豌豆、黄瓜丁和胡萝卜丁）。也可以加入一些土豆丁，这样可以增加一些薯类的摄入，但同时要减少一定量的主食。另外，可以再配上清炒西蓝花和杂粮主食。

午餐要注意保证膳食纤维的摄入。全谷物、薯类、杂豆类、蔬菜和菌藻类都富含膳食纤维。膳食纤维有助于吸附肠道内的油脂类物质，增加饱腹感，从而控制体重。晚餐当然也尽量保证膳食纤维的摄入量，但有些孩子消化能力差，晚餐吃多了粗粮，消化慢，容易影响睡眠。而早餐时，孩子们刚睡醒，要匆匆赶着上学，有时候胃口不是那么好。所以，午餐务必要保证膳食纤维的摄入量，像全谷物、薯类、杂豆类这些食材，尽量能有 1～2 种。

午餐跟晚餐之间，可以给孩子加一些低糖水果（如苹果等），但不要喝果汁。有些家长认为多吃水果能减肥，常常用水果代替正餐。事实上，水果并非能量很低的食品，其热量远远超过同等质量的蔬菜。无论哪种水果都含有糖分，大量吃水果同样会导致肥胖。这一点家长们不要走入误区。

晚餐一定要清淡。因为早餐和午餐后，孩子们还要学习、活动，晚餐后，通常就是在家写作业，然后睡觉，活动相对来说比较少。这一餐吃得不对，往往更容易肥胖。有研究发现，晚餐太丰盛会让胰岛素敏感性降低，干扰肠道微生物的平衡，增加身体脂肪的囤积。

晚餐可以选择清蒸鳕鱼。鱼和虾是典型的高蛋白低脂肪食物，是非常好消化吸收的食物，清蒸的做法也有助于控制好油盐的摄入量。适量的蛋白质不仅有助于增肌，还能增加饱腹感，免得孩子吃完晚餐还想吃夜宵。

如果早上没喝豆浆，那么晚上也可以用豆腐作为主要的蛋白质来源，替代部分肉类。可以做肉末豆腐，加上蘑菇杂蔬汤，以及一定量的杂粮主食。这些做好之后，实行分餐制，装在一个盘子里给孩子分配好份额，这样有助于控制食用量。

每餐进食时间建议控制在 20 ～ 30 分钟，尤其是晚餐，不用赶时间，一定注意要细嚼慢咽，细嚼慢咽也有助于控制食物摄入量。

减肥饮食误区

这里要注意，有的家长认为不吃晚饭可以减肥。事实上，饿着肚子，以"滴米不进"的状态去减肥，会造成身体早期脱水，出现体重下降的假象。实际上，这样减掉的不是脂肪，而是水。只要身体少许脱水，体重就会下降，不要被假象迷惑。

而且，不吃晚饭的话，体重随时都有可能反弹。一旦进食，吸收更多，反弹也更快。更可怕的是，不吃晚饭会造成胃肠道功能紊乱，一些胃肠功能本来就比较差的人更难恢复健康。尤其是孩子们正在长身体的时候，一日三餐缺一不可。

家长要帮孩子控制好全天的油、盐、糖的摄入量。高油、高糖的菜式，不仅饭菜本身能量高，还会更下饭，孩子吃得也会更多，对控制体重不利。

进餐的时候，注意定时定量。可以使用儿童分隔餐盘，一般建议按1/4 的主食、1/4 的肉类、1/2 的蔬菜来分配。进食顺序方面，可以先喝一点儿汤，然后吃蔬菜，再吃肉，最后吃主食。这样可以形成一个既满足营养，同时又限制能量的总体膳食结构。

另外，一定注意尽量少吃深加工食品，尽量减少在外就餐或点外卖的次数。如果实在无法避免，可以选择相对可靠的食堂或餐厅，选择清淡的饭菜。父母也要为孩子做好榜样。

有些家长还听说过一种说法——"喝凉水都长肉"，所以给孩子减肥时，连水都不敢让孩子多喝了，害怕饮水会导致体液潴留，从而导致发胖。

这种观点是不正确的。

首先，水是人体的重要组成成分，很多关键性的生理活动都必须依靠水来进行。

其次，减肥的目的是减少多余的脂肪，而非水分。实际上，若减少了水分摄入，反而会降低减肥的效果，因为脂肪的代谢和消耗也需要水分。

最后，人体在减肥过程中，往往会产生更多的废物，这些废物必须通过汗液、尿液及唾液排出体外。缺乏水分，这些废物就难以排出，不但会影响减肥效果，还会对健康造成威胁。

因此，在减肥节食期间不但不需要限水，无特殊禁忌的话还应当多喝一些水，以保证身体的健康。

除了饮食和运动之外，同时注意不要熬夜，睡眠不足是导致儿童肥胖及相关代谢疾病的高危因素。

肥胖治疗的重点是健康的生活方式，这需要结合心理、行为进行干预。需要注意的是，只有在经过生活方式干预还未能控制体重或改善并发症的情况下，或者孩子存在运动禁忌时，才能对肥胖患儿进行药物治疗。不建议小于 16 岁的超重但不肥胖的患儿使用减肥药物。

而代谢减重手术更是一种有创操作，更应慎重选择，家长需要在正规医师进行了严格的评估后再考虑这一方案。

偏食问题怎么吃

蔬菜富含维生素、矿物质、膳食纤维和植物化学物，对于维持身体健康非常重要。保证充足的蔬菜摄入量，可以帮孩子获得均衡的营养，维持大便通畅，还有助于降低发生超重和肥胖的风险。

不过，很多孩子挑食，爱吃肉，不爱吃菜。长此以往，难免营养不均衡。对于这种情况，家长可以试试以下几种方法。

1. 将蔬菜混入主食

将蔬菜如菠菜、胡萝卜、玉米等，直接煮进粥里或与米饭一起蒸。

做炒饭时多加蔬菜丁，比如黄瓜丁、豌豆等。

做蔬菜馅儿的面食，如包子、饺子、馅饼、蔬菜饼、卷饼等。

将蔬菜打成汁后用来和面。不过，一些草酸高的蔬菜要先焯水，再打汁。

2. 将蔬菜混入肉食

做荤菜（比如炖鸡、红烧肉、排骨、肘子）时加入蔬菜（金针菇、藕、胡萝卜、香菇、海带均可）。

将肉与蔬菜混合炒制。

将肉打成糜和蔬菜一起做成丸子。

3. 将蔬菜混入水果

将即食的蔬菜洗干净后与水果一起拌沙拉吃。

4. 给蔬菜做出可爱的造型

可以用模具把胡萝卜、黄瓜等蔬菜切割成可爱的形状，花形、心形、五角星形等，跟其他食材组合，拼出卡通造型，以增强孩子的进食兴趣。

很多家长为孩子偏食而头痛。不纠正吧，怕孩子营养不良，可是想纠正的时候会发现非常困难。针对被这个问题困扰的家长，我推荐一种"完美"的食物——馅儿食。

营养学对食物营养价值讲究的是"全面"二字。一种食物的营养能够达到全面是很不容易的，比如蔬菜沙拉，似乎很健康，但里面没有肉，也没有主食类的淀粉成分。

而带馅儿的面食，如包子、饺子、馄饨等，最大的优点是营养素齐全，符合人体需求。它既是主食，又兼副食；既有荤菜，又有素菜。它含有符合人体需要的多种营养素，各种营养还能起到互补的作用。对于孩子来说，最重要的一点是，它还能纠正偏食。

馅儿食可提供丰富的营养。杂粮面粉做的皮，含有多种维生素和微量元素，可以促进肠道蠕动，使大便通畅。

蔬菜含有人体需要的多种维生素和矿物质，但很多孩子不爱吃蔬菜。如果能将蔬菜做成馅儿，再放入少量的肉和其他作料，孩子不仅爱吃，还可以从中得到充足的维生素和矿物质。而且，蔬菜里含有的膳食纤维有通便、防止便秘的功效。

肉馅儿易于消化。猪肉或牛肉、羊肉可以补充优质蛋白质，但油腻的大肉块儿不易被消化，炒肉又容易炒得发硬。若将肉做成肉馅儿，不但味道鲜美，还容易消化吸收。

吃带馅儿的食物可以防止偏食。用各种鲜肉、蛋、鱼、虾和时令新鲜蔬菜做馅儿时，可以把一些孩子平时吃得少的食物搭配进去，再放些调料。带馅儿面食有独特的风味，格外鲜香可口，因而可增加食欲。同时，这样能够使孩子得到原本没吃到的营养物质，并逐步纠正偏食。

中国有句老话，"好吃不过饺子"，意思是没有什么比饺子更好吃的东西了。如果孩子爱吃羊肉，不爱吃胡萝卜，那就可以做羊肉胡萝卜馅儿饺子。在孩子爱吃的食材中，逐渐增加孩子不爱吃的食材，给孩子一个逐渐适应的过程。

孩子饮食沟通
注意事项

有的家长会遇到这样的难题："我学了很多营养知识，也应用到了日常烹调中，但孩子不会严格按照我做的来吃，这该怎么办？"

我个人认为，家长们可以先尝试把自己能做到的尽量做好，同时多给孩子一些自由选择的空间和逐渐接受的时间，慢慢来。

孩子总归会有一些饮食偏好：这个好吃，我就多吃一点儿；那个不喜欢，可能就少吃一点儿。家长很难要求孩子："这种肉你要吃够50克，多一口不许吃；这个菜你吃 100 克，少一口都不行。这种颜色的菜你今天还没吃，你得给我吃下去，不吃我就追着喂你。"生活中确实有这样的长辈，一直追在孩子的屁股后面喂饭，嘴里不停地唠叨着关于吃饭的事情。

在心理学上，有个词叫作"超限效应"。如果家长在吃饭这件事上，强调的频率太高，唠叨、管控得过多，反而容易激发孩子的逆反心理，导致"你越让我吃，我越心烦，就越不想吃"的结果。

而且，家长过多的干涉也容易演变为一种变相的控制，也就是"必须按我的要求来"。这种要求打着"为你好"的旗号，但实际上反而让孩子在吃饭这件事上感觉受到束缚、不快乐。从长远来讲，是不利于孩子养成健康饮食习惯的。

所以，家长只需要在大的搭配原则和食材量方面帮孩子把好关，比如一家三口分食一盒豆腐、一家三口买1千克的蔬菜等。做好饭菜后可以实行分餐制，将饭菜分配到个人的餐盘中，既能预防幽门螺杆菌感染，还能定食定量。

具体到谁多吃了一口，谁少吃了一口，只要孩子基本健康状况没特殊问题，那就先不必过于计较。

家长们可以先尝试把力气用在自己身上。比如，家长之间可以互相交流、赞美食物的营养价值，数一数今天吃够12种食物了没有。这样旁敲侧击地说给孩子听，可以帮孩子营造一个追求健康饮食的氛围。

家长们也可以多学一些营养知识：这个食材孩子不爱吃，那我们看看有没有类似的其他食材可以代替这种食材的营养；也可以多增长自己的厨艺，让孩子更喜欢饭菜的味道；还可以通过日常与孩子一起烹调食物，制作好看的食物造型等，慢慢培养孩子对饮食的重视和兴趣，激发他自己的内在动力。

当然，如果孩子的身体健康状况确实因为饮食问题而受到了影响；或者身体发育指标逐渐有不符合相应年龄段标准的趋势了；或者虽然表面上看着没有健康异常，但不好好吃饭已经有一段时间了……这个时候，家长可以带孩子到营养科等相关科室进行一定的检查与干预。

7

儿童饮食误区
规避指南

考试期间五大
饮食禁忌

很多家长担心孩子在考试前营养跟不上，临考前想给孩子大补特补。这里总结了考前饮食的五大禁忌，供家长参考。

一忌食谱大变

饮食不要因考试临近而刻意改变，临考前及考试期间，饮食不要做太大的变动，以免孩子胃肠不适应。

二忌随意进补

考前不建议给考生随意吃补品。每个人的体质不一样，随意进补，不仅无用，更可能会让孩子紧张，甚至导致胃肠不适。

在考试期间，最重要的是保证食品卫生，让孩子上考场的时候不至于因为肚子不舒服，甚至细菌性食物中毒而影响发挥。

三忌减少主食

不少家长认为"肉、蛋、奶营养价值高，主食吃不吃没关系"，这是错误的。葡萄糖是大脑活动唯一的能量来源，如果体内的葡萄糖不足，就会出现脑袋发蒙等影响学习的状况。而葡萄糖主要来自主食。

另外，要注意不可用糕点、甜食、糖等代替主食提高热量。过多的糖会使人烦躁不安，情绪激动。

四忌油炸食品

考生切忌吃大量油腻的动物性食品，特别是油炸食品。可以适当给考生吃鱼、去掉皮的鸡肉、牛奶、鸡蛋等食物。

五忌临考前喝咖啡

考生每天最好选择喝白开水，不能以喝饮料代替喝水。如果孩子平时容易尿频，考试前则要注意控制一下饮水量，以免中途影响考试。

临考试前一定不要喝咖啡，尤其对平时不喝或很少喝咖啡的考生而言，因为咖啡因会使人尿频，影响考生的发挥。

总之，给孩子补营养要抓在平时。孩子平时怎么吃，考试期间就尽量怎么吃，以免孩子的身体出现不适应。最关键的是要保证食物卫生安全，考前尽量不吃路边小摊的食物，还要保证饮食清淡。

儿童饮食三大健康"杀手"

第一大"杀手"：高糖食物

糖含有的甜味能给人们带来快乐的感觉，小孩子们基本上都喜欢吃糖。虽然说大人吃多了糖也有危害，但对于处在生长发育中的儿童而言，这种危害要更大。

1. 影响其他营养的摄入

糖只供给热量，而没有其他的营养物质。大量吃糖后，血糖升高，可产生饱腹感，使食欲减退，还影响消化吸收，进而引起多种维生素的缺乏，甚至可能造成孩子营养不良。

2. 影响视力

糖摄入过多，可能会降低眼内组织弹性，使眼睛不能保持正常眼压，从而导致长时间紧张用眼，使眼轴拉长，增加孩子们患近视的风险。

3. 影响牙齿

比如，糖吃多了又不及时漱口，导致乳牙龋齿。这可能会影响到恒牙，导致恒牙萌出后出现畸形、发育不良、排列不整齐等问题。

4. 影响神经系统活动

摄入大量的糖，会消耗体内的维生素 B_1，进而影响中枢神经系统的活动，导致孩子精力不集中、情绪不稳定、爱哭闹、好发脾气等。

5. 让人疲倦

甜食中的糖大多是单糖或双糖，容易被人体消化吸收，进入血液后会升高血糖浓度，进而导致胰岛素分泌增多，而胰岛素水平升高是导致人困倦的原因之一。

此外，过多的糖在代谢过程中会加速 B 族维生素的消耗，导致整个能量代谢的链条出现紊乱。此时，人也容易出现疲倦感。孩子上课的时候犯困，难免会影响学习成绩。

6. 消耗体内的钙

糖还会消耗体内的钙，影响骨骼发育，严重时会影响孩子身高。

7. 增加肥胖风险

大量吃糖还会导致孩子肥胖。

8. 嗜糖对孩子成年后的健康还有深远的影响

高糖对皮肤也会有损害，孩子长大后更容易长皱纹和暗斑。另外，如高血压、动脉硬化、糖尿病，甚至肺癌、肾癌等疾病的发生，都与高糖饮食有关。

拿血脂举例，人体的血脂里有一种成分，叫作"甘油三酯"。甘油三酯对人体健康不好，我们都不希望甘油三酯水平升高。以前有研究发现，油脂摄入过多会导致甘油三酯水平升高；而近代研究发现，除了油脂之外，如果大量摄入含淀粉的食物，或者淀粉混合了添加糖的食物，比如糖三角，也很容易导致甘油三酯水平升高。

糖的危害，绝不仅仅是以上列举的这些，俗话说"一口糖从上到下毁全身"，所以千万不要让孩子养成从小爱吃甜食的习惯。

有些家长经常将饼干、面包、小糕点这类的食品作为孩子的早餐。这类食品吃起来方便快捷，味道也好。一些面包店、糕点铺子门口，常常有一堆人排着大队购买。

需要了解的是，为了保证香甜酥软的口感，糕点中需要添加大量的糖。100克的普通果酱手撕面包，含糖量大约就有20克。

那孩子们每天能吃多少克糖呢？

世界卫生组织（WHO）建议将儿童和成年人每日添加糖摄入量都控制在总能量的5%以下，最高不要超过10%。

例如，一名6岁的小女孩，其每天需要的能量约1250千卡。按总能量的5%计算，即62.5千卡，1克糖可为人体提供4千卡的能量，62.5千卡除以4千卡，相当于每天摄入的添加糖最好在15.6克以下。

有的家长记不住那些数值及计算公式，没关系，了解一下就好，毕竟日常生活中谁也不是拿着秤和计算器去吃每样食物的。

协和专家给中国儿童的营养指南

平时要记住，一般成年人每日添加糖摄入量不能超过 50 克，最好要低于 25 克，孩子的摄入量尽量比 25 克这个数值还要低。年龄越小，摄入量尽量越少，这样记就可以了。

不同人群添加糖推荐摄入量

单位：克／天

项目	幼儿		儿童			成年人	
	2 ～ 3 岁	4 ～ 6 岁	7 ～ 10 岁	11 ～ 13 岁	14 ～ 17 岁	18 ～ 64 岁	65 岁～
添加糖	—		< 50，最好 < 25；不喝或少喝含糖饮料				

资料来源：《中国居民膳食指南（2022）》。

那么，我们要怎么避免添加糖摄入过多呢？

我们说的"限糖"，并不是指少吃主食，也不是限制日常吃的谷薯和果蔬等这些天然食物中含有的糖，而是应该限制添加糖的摄入。添加糖是指人工加入到食品中的糖类，具有甜味特征。

除了限制白糖、冰糖、红糖这些"一目了然"的添加糖外，还要警惕食物中含有的"隐形糖"。建议养成习惯，买什么食材，都看看食品外包装上的食品标签，这样可以清楚地了解自己吃下去的都是什么。

食物配料表是按成分的多少前后排序的，如果白糖、白砂糖、蔗糖、果糖、葡萄糖、糊精、麦芽糊精、麦芽糖、椰子糖、海藻糖、玉米糖浆、淀粉糖浆、果葡糖浆以及蜂蜜等字样排在靠前位置的，就是含有大量"隐形糖"的食品，日常中要酌情减少食用量。

我们在正规食品的外包装上，可以看到食品配料表和营养成分表这两个表。

比如，在某款消化饼干的配料表中，若写明全麦粉占 55.5%，那么可推断其他食材占比是 44.5%。其他食材中排在前面的若是糖，则可大致推断其含糖量不低。接下来可再看营养成分表，有些产品也会标明具体糖含量。比如，标注每 100 克饼干含有 17 克糖，如果一包饼干 300 克，吃完一包，51 克糖就进到孩子的身体里了。

这还只是一种加工食品，孩子如果再喝一瓶饮料、吃几块糖果，日积月累，孩子的身体健康势必会受影响。

除了加工食品，家长们在准备儿童餐的时候也要考虑到，一些成年人爱吃的菜肴，像糖醋里脊、拔丝红薯、锅包肉等，都是高糖菜式。

比如，有的家长会做糖三角这样的主食给孩子吃。糖三角的皮是面粉做的，面粉的主要成分是淀粉，而淀粉属于糖类；糖三角的馅儿一般是红糖或白糖。所以，糖三角相当于糖加糖。从营养角度看，一点儿"立体感"都没有。

如果非常想给孩子吃些这类食物，可以把糖三角换成豆包。不过一些长辈已经养成习惯了，似乎豆包里不放点儿糖，孩子就不爱吃，但加了糖的豆包也不能经常吃。

当然，在日常生活中，孩子们一点儿添加糖都不吃也不现实。如果家长们控制得过于严格，还可能激起孩子们的极度渴望，所以这需要家长们尽量给予合理的引导，同时可以给孩子适度的满足，尽量不要超过每日添加糖的限制量。家长们可以在孩子的快乐与健康之间找一个恰当的平衡点，这确实不太容易，还需要家长们多费些心思。

第二大"杀手"：高盐食物

食盐也叫"氯化钠"（NaCl），其中钠在盐中所占的比重接近 40%，也就是 1 克盐约含有 400 毫克钠，摄入 1 克钠约等于吃下 2.5 克盐。

世界卫生组织建议轻体力活动的一般成年人每天摄入的钠不要超过2000毫克，即5克盐（见下表）。5克盐的量也就不到一个啤酒瓶盖那么多。

对于儿童来说，吃盐过多的危害要比成年人更严重。

比如，高盐食物会导致孩子体内钙质的流失。长此以往，可能会影响到孩子的身高。

吃得过咸，还会影响孩子体内对锌的吸收。严重缺锌的话，可导致孩子生长停滞、身体瘦弱、智力发育落后，还可能影响视觉发育、导致孩子情绪不稳，等等。

而且，吃盐多会增加孩子的肾脏负担，还会刺激胃肠道黏膜。有研究显示，成年人患胃癌，高盐饮食也是相关因素之一。

另外，吃盐过多还会损伤动脉血管，影响脑组织的血液供应，使脑细胞长期处于缺血、缺氧状态，从而导致记忆力下降、大脑过早老化。

而一旦孩子从小形成重口味的习惯，将来发生高血压、心脑血管疾病或代谢疾病的概率也会增加。

有数据表明，中国3～16岁孩子的平均每日盐摄入量是11.0克/天，超过成年人推荐摄入量2倍了！如果从小味蕾就习惯了咸味，长大了会越吃越没味道，越吃越咸。

不同人群食盐、烹调油每日推荐摄入量

单位：克／天

项目	幼儿		儿童			成年人	
	2～3岁	4～6岁	7～10岁	11～13岁	14～17岁	18～64岁	65岁～
食盐	< 2	< 3	< 4	< 5	< 5	< 5	< 5
烹调油	15～20	20～25	20～25	25～30		25～30	

资料来源：《中国居民膳食指南（2022）》。

如果烹制食物时想控盐，不妨试试以下六招。

1. 烹制时用醋、柠檬汁等酸味调味汁替代一部分盐和酱油，酸味有助于增强人们对咸味的感知，同时也可以改善食物口感。

2. 多采用蒸、煮等烹调方式，多享受食物天然的味道，少放盐。对于放了盐的汤菜，避免喝菜汤。

3. 多吃有味道的菜，如洋葱、番茄、青椒、胡萝卜等食物，用食物本身的味道来提升菜的口感。

4. 做凉拌菜的时候，最后放盐，少撒上一点儿盐，再放些醋，味道就很好。

5. 用酱油等调味品时，使用点、蘸的方式，而不是一次性将酱油都倒进菜里。每 6 毫升酱油所含钠离子等价于 1 克盐中钠离子的量。

6. 不需要在所有的菜里放盐，最后一道汤可以不放盐。因为人口腔里的盐味是可以累积的，人们在吃其他菜的时候，口腔里已经留下了盐分，所以最后喝汤的时候，即使不放盐，味道也很好。

第三大"杀手"：高油食物

我们知道，汽车发动需要有汽油或电作为能源，人体想活动，也需要消耗能量。为人体供能的有三大营养物质：蛋白质、碳水化合物和脂肪。每克蛋白质或碳水化合物可分别提供 4 千卡能量，而每克脂肪可以提供 9 千卡的能量。油可以提供人体所需要的脂肪，还可以促进脂溶性维生素的吸收。

然而，适量有益，过犹不及，我们日常吃的食用油以及坚果、肉、蛋、全脂奶等食材中，都含有脂肪。如果额外过多地吃富含油脂的食物，不仅会增加肥胖症的发生风险，还会增加高脂血症、动脉粥样硬化等多种疾病的发病风险。

若以 80 岁寿命为前提，一个人一辈子要吃约 8 万顿饭。其中，仅食用油的摄入量就可高达 1 吨有余。如此大量的油进入人体，对健康产生的影响是不容忽视的。

我们知道家里厨房管道油多了，都会油腻、堵住，何况那么细的血管呢。血管堵住的时候，曾经多吃的每一口油都不是无辜的。

孩子们的日常饮食中，常见的高油食物有油条、油饼、薯条、炸鸡等，还有一些食物含有的"隐形油"也偏高。100 克桃酥中就含有 52 克油；每 100 克芝麻酱的含油量大约是 35 克；一勺 20 克左右的沙拉酱，就含有 15 克脂肪；酥饼、油酥、月饼等点心，也加了猪油、牛油、棕榈油等，油分都比较大。另外，有的家长喜欢给孩子煲汤，认为有营养，其实那些奶白色的汤，都是乳化的脂肪。

在含油食物中，家长们要严格控制两种脂肪的摄入量：反式脂肪酸和饱和脂肪酸。

什么是反式脂肪酸呢？

我们知道，食用油的主要成分是脂肪酸。而在 100 多年前，科学家们发现，给植物油加入氢气后，能让它变成固体，可以做成成本更低的人造黄油，这种氢化的植物油，后来就被我们称为"反式脂肪酸"。

那反式脂肪酸有什么优点呢？它更耐高温、不易变质，并能延长食品的保存期，增添食品的酥脆口感。所以，一开始人们都觉得这是个极好的发明。

可后来，研究人员才逐渐发现，反式脂肪酸就像是慢性毒药，它比胆固醇的危害还大。世界卫生组织认为，全球每年约有 50 万人死于反式脂肪酸的影响。

那反式脂肪酸是怎么害人的呢？

反式脂肪酸就像抽油烟机里的废油一样黏腻、难清除，它需要的代谢时间是正常脂肪的 10 倍！它可以增加血液黏稠度，容易引起动脉粥样硬化和血栓，还可导致肥胖、糖尿病、高脂血症、支气管哮喘、变态性鼻炎、部分恶性肿瘤等疾病的发生。

还有研究表明，反式脂肪酸可能是导致全因性痴呆和阿尔茨海默病的危险因素之一。而对于儿童和青少年来说，反式脂肪酸还会影响生长发育，损害大脑发育，影响孩子的记忆力。

天然食物中也含有一些反式脂肪酸，比如我们常吃的牛羊肉、乳制品中都含有反式脂肪酸，但对此我们不必顾虑。我们要加以警惕的是加工食物中的反式脂肪酸（见下页表）。我国建议 2 岁以上的儿童和成年人，膳食来源于食品工业加工生产的反式脂肪酸的最高限量为膳食总能量的 1%，大约相当于 2 克。我们在超市里购买食品时，一定要注意看清营养标签，优先选购反式脂肪酸含量为零的产品。

要注意的是，按规定，每 100 克产品中，反式脂肪酸含量小于等于 0.3 克，即可标注为 "0"，所以食品标签标注 "0"，可能只是因为每 100 克该产品中的反式脂肪酸含量等于或低于 0.3 克，不一定是真的不含有反式脂肪酸。

其实，我国居民摄入反式脂肪酸的主要途径，是经植物油高温油炸的食物。食用油经过高温反复使用，也会产生反式脂肪酸。比如，油条这样的食物，其油锅里的油在高温下反复使用，就会产生反式脂肪酸，可诱发多种疾病。

不同反式脂肪酸来源食物的贡献率（按供能比计算）

反式脂肪酸来源	食品名称	贡献率（%）
加工来源	植物油	49.81
	糕点（包括蛋糕、派、萨其马、其他糕点）	4.05
	比萨、汉堡、三明治	2.65
	饼干	2.50
	油饼、油条	2.36
	面包（包括牛角面包、奶油面包及其他）.	2.31
	其他	7.49
	小计	71.17
天然来源	液态乳	12.75
	生鲜牛羊肉及制品	11.79
	发酵礼和其他乳制品	4.29
	小计	28.83

资料来源：《中国居民反式脂肪酸膳食摄入水平及其风险评估（2012）》。

注：其他类包括方便面、小吃、速冻食品、膨化食品、巧克力、糖果、速溶咖啡／咖啡伴侣、冷冻饮品、禽肉制品、其他固体饮料、奶茶／奶精、月饼、酱类等。

除了反式脂肪酸，还要警惕饱和脂肪酸。大家开玩笑的时候会说"脑子进水了"，其实脑子是可以"进油"的。过量摄入饱和脂肪酸会让孩子的大脑反应变慢，出现注意力不集中、反应迟缓等问题。实验发现，饮食中摄入大量饱和脂肪酸的人，更容易出现大脑功能受损、罹患阿尔茨海默病等疾病。此外，饱和脂肪酸还是攻击心血管的独立危险因素。

虽然最近几年关于饱和脂肪酸对健康的影响存在一些争议，但世界卫生组织以及中国、美国等国家的膳食指南，都建议还是要限制饱和脂肪酸摄入量的。

富含饱和脂肪酸的食物有猪油、牛油、奶油、奶酪，以及椰子油、可可油、棕榈油等植物油。孩子们喜欢吃的辣条、面筋、魔芋爽等小零食中也含有饱和脂肪酸。

以上就是危害孩子健康的三大"杀手"。高糖、高盐、高油大多出现在深加工食品中，想在外面买到健康一些的食物，家长一定要多学一些营养知识，并务必掌握看懂食品标签的技能。

如果不加以注意，高糖、高盐、高油这三大"杀手"，通过日积月累的侵害，对人体的影响终将从量变发展为质变。

学会看食品标签

有研究显示，不合理膳食已经成为中国人疾病发生和死亡最主要因素。

想吃得健康一点儿，会看食品标签是极其重要的一项技能。对于生长发育中的孩子们来说，尤其重要。他们正值爱吃零食的年纪，会挑零食对孩子们的健康太重要了。

何谓食品标签

食品包装袋上呈现给我们的信息有品名、配料表、营养成分表、执行标准、致敏原信息、食用方法、贮藏条件、产地等，这些都属于食品标签的内容。

大部分内容相对来说简单易懂，这里重点介绍一下对于选购食物来说比较重要的"两表"：配料表和营养成分表。

1. 配料表

对于配料表，应重点关注果葡糖浆、白砂糖、植脂末、植物油等是否处于靠前位置。

配料表中的各种配料，是按制作食品时加入量的递减顺序一一排列的。也就是说，在配料表中，配料含量越高，排的位置越靠前。

同类产品中，尽量挑选油、盐、糖排序靠后的产品。比如，有些饮料，在配料表中排第一位的是水，排第二位的是果葡糖浆，说明含量高的就是水和糖，一瓶饮料可能就是一瓶糖水。糖吃多了，从上到下毁全身啊。

2. 营养成分表

营养成分表，对我们选购食品的指导意义最大，表格包括三列，分别为项目、含量和营养素参考值百分比（NRV%），如下表。

某款牛奶的营养成分表

项目	每 100ml 含量	NRV%
能量 Energy	269kJ	3%
蛋白质 Protein	3.4g	6%
脂肪 Fat	3.5g	6%
碳水化合物 Carbohydrates	4.8g	2%
钠 Sodium	50mg	3%
钙 Calcium	124mg	16%

要看清楚计量单位，是"每份""每 100 克"，还是"每 100 毫升"，其中"每 100 克"是比较常见的。

比如，某品牌薯片标注的计量单位是"每份 30 克"，不仔细看的话，很容易让人误以为这是一款低脂、低钠的零食。

因此，不同产品比较的时候，要换算成统一的质量或体积。毕竟100克食物所含的营养，跟30克食物所含的营养来对比，是没有可比性的。

营养成分表最右边一列，是营养素参考值百分比（NRV%），即某种营养素的含量占全天所需的百分比。

这一数值是根据我国体重60千克的正常成年人，每日所需要的营养素量来推算的。

我们以某品牌瑞士卷为例，来介绍一下营养成分表每项的意义。

某款瑞士卷的营养成分表

项目	每100g	NRV%	项目	每100g	NRV%
能量	1775kJ	21%	一反式脂肪酸	0g	
蛋白质	5.6g	9%	碳水化合物	43.0g	14%
脂肪	5.0g	42%	钠	175mg	9%

如上表所示，每吃100克这样的瑞士卷：

可摄入1775千焦能量（约为424千卡），占一天总能量推荐摄入量的21%。

可摄入5.6克蛋白质，占一天推荐摄入量的9%。

可摄入5克脂肪，占一天推荐摄入量的42%。吃238克瑞士卷，即可满足一个成年人一整天的脂肪需求量，所以在正常吃饭的基础上，再吃此类零食，很容易能量超标。

可摄入43克碳水化合物，占一天推荐摄入量的14%。

瑞士卷的碳水化合物，可能来自谷物，也可能来自添加糖，那我们看一看该瑞士卷的配料表，前三位为：鸡蛋、白砂糖、小麦粉，也就是说白砂糖添加量比小麦粉要多，可见该瑞士卷的碳水化合物主要来源为白砂糖。

一般成年人每天添加糖摄入量最好控制在 25 克以下，粗算下来，吃 100 克左右的瑞士卷摄入的添加糖已接近 25 克。

可摄入 175 毫克钠，占一天推荐摄入量的 9%。

很多零食和瑞士卷类似，能量、脂肪和添加糖含量会偏高。一般来说，每 100 克食物中，如果脂肪含量超过 20 克，就算偏高了。

而如果是购买加工肉制品，则一定要关注钠含量。一般来说，固体食物中钠含量超过 600 毫克 /100 克，或 NRV% 高于 30%，就属于高钠食物了。

比如，某品牌牛肉干的营养成分表，每 100 克该牛肉干钠含量为 1900 毫克。盐是由氯化钠组成的，1000 毫克钠约为 2.5 克盐，1900 毫克钠，就接近 5 克盐了，其 NRV% 高达 95%。吃这样的加工肉制品，非常容易导致钠摄入量超标。

学会了看食品标签，我们在购买食品时，就多了一层安全保障。有些食品标榜为儿童食品，比如儿童水饺，就一定更适合儿童吗？不一定。只有购买前查看配料表和营养成分表，关注配料成分、脂肪和钠含量，才能从众多产品中挑选出相对更适合孩子食用的食物。

希望大家都能重视看食品标签，会挑会选，吃得明明白白。

"隐形盐罐"
早知道

平时大家在做饭、炒菜时，放盐都比较当心，不会做得太咸，用盐罐子里的小勺也比较好控制。可是很多食物，比如薯片，实际上都是隐形的"大盐罐"。

通常，我们把看不见、摸不着的盐称作"隐形盐"。俗话说"明枪易躲，暗箭难防"，隐形盐就是食物中的"暗箭"。特别是给儿童吃的食物里，很容易藏着"暗箭"。不过家长们也不用太担心，只要做到防患于未然，控盐并没有想象中那么难。

首先我们要知道，发面食物里含有"隐形盐"，而且藏得相当深。道理何在？因为做发面食物时，需要加入碱，而碱里就含有钠离子，钠离子就是食盐的主要成分。如果做 250 克的发面，其钠离子含量等价于 2 克盐中的含量，也就是 1 两发面差不多等价于含 0.4 克的盐。

有朋友会问："做馒头的时候用酵母可以吗？"

这里告诉大家，酵母里也有隐形盐。其实发面食物中的营养相当

协和专家给中国儿童的营养指南

丰富，其含有丰富的 B 族维生素。不仅如此，发面食品还有助于消化和吸收，适合儿童吃。虽然发面食物中含有隐形盐，但只要别吃太多，就不会有太大问题。

几乎家家都要吃干果。干果里含有丰富的维生素 E，能够抗氧化，还含有一些多不饱和脂肪酸，一天一小把，有益于身体健康，对皮肤也有好处。但市场上出售的干果制品里，有一种做法叫作"盐焗干果"，味道可口，有些朋友很爱吃，也喜欢给孩子吃。

但恰恰就是前面加的这两个字——"盐焗"，使得坚果的健康效益减弱，反而可能给身体带来一些危害。为什么？因为盐焗干果里隐形盐的量大大增加，而盐里的钠离子是调节体内水盐代谢的。如果身体里盐分多了，有可能使皮肤脱水，让皮肤变得干燥和晦暗。

又如话梅，大家觉得吃了很开胃，为什么呢？因为话梅里加了很多的盐。

再如蜜饯，现在很多都叫作"盐津"。为什么是盐津？因为为了储藏更长时间，里面添加了大量的盐分。

另外，蜜枣、杏脯这些食品，其实都是含有大量盐分的。这种加入盐的食品，食用时甜甜的，口感不错，并不会让人感觉到咸的味道。所以，家长在为孩子选择甜食的时候，也要留心看看食品配料表。

在生活中，很多食物还含有隐形盐。比如面条，有实验发现，每100 克煮好的牛肉面含盐 11 克，方便面含盐 10 克，炸酱面含盐 7.5 克，兰州牛肉面含盐 6 克。很多品种的挂面，含盐量也很高。

另外，像咸鸭蛋、松花蛋，基本上一个蛋就包含 2 克盐；1 根火腿肠有 3 克盐；一小块肉松面包、1 根玉米热狗肠、3 块牛肉干、半块豆腐乳、1 勺番茄酱，都分别含有 1 克盐。

有的家长会给孩子准备方便面加火腿肠这样的早餐，那么摄入的盐会妥妥超标。如果偶尔要吃一次方便面，那么建议少放调料包，适当搭配些蔬菜，比如圣女果、黄瓜，或者一些青菜叶子。同时，可以粗细搭配，比如搭配一根煮玉米、烤红薯等。自己煮的话，可以搭配些羊肉卷、牛肉卷等熟得很快的肉类。至于面汤，尽量还是不要喝了。

能不能吃零食

孩子年龄小，对事物的分辨能力相对差，家长们一定要给孩子把好"入口"关。

不能多吃的零食种类

以下是一些孩子们爱吃、常吃，同时又不宜多吃的食物。

1. 糕点

糕点中的糖和油所占比例远远高于一般食品，而维生素、矿物质和膳食纤维的含量很低，经常食用各种糕点是不符合营养学要求的。

2. 果冻

果冻是人工制造物，主要成分是海藻酸钠。虽然来源于海藻与其他植物，但在提取过程中，许多维生素、矿物质成分几乎完全丧失。很多果冻的含糖量也不少，年纪小的孩子吃果冻，还有窒息的风险。年龄大点儿的孩子，如果实在想吃果冻，建议优先选低糖的产品。

3. 爆米花

爆米花往往也会加很多糖和油，如果孩子想吃，家长可以自己买点爆米花专用玉米，在家里给孩子做，少放糖和油，相对来说比外面卖的产品健康一些。玉米本身是很好的全谷物，但是经过膨化做成爆米花，其淀粉糊化程度高，已经改变为精制碳水，所以即便是自己家做的，也不要吃太多。

4. 巧克力

巧克力含有糖和饱和脂肪酸，热量高，其营养成分组成不符合儿童生长发育需要。比起一般的零食，人们认为无糖或添加糖少的黑巧克力更健康。黑巧克力能够提供更多的蛋白质、钙、镁、维生素 B_2、铜、铁、锌等，且吸收率较高。此外，黑巧克力中所含的黄酮类物质还有一定的抗氧化作用。

不过，对小孩子来说，黑巧克力的咖啡因含量相对较高。美国儿科学会建议，12 岁以下的儿童不应摄入含有咖啡因的食物。因此，并不建议小孩子们吃黑巧克力。

不仅是黑巧克力，那些含糖量高的巧克力、代可可脂巧克力、酒心巧克力等产品，同样不建议给小孩子们吃。如果孩子们偶尔实在想吃，可以看看营养成分表，选一些少糖、少脂肪的产品，并注意控制好食用量。

5. 咸鱼干、咸肉干

"中式咸鱼"被国际癌症研究机构列为一类致癌物，即有明确的致癌作用。咸鱼危害之一为盐含量高，长期高盐饮食会造成胃内与外界的渗透压不平衡，可导致胃黏膜直接损伤，发生广泛性、弥漫性充血，以及水肿、糜烂、溃疡等病理改变，增加胃黏膜细胞发生癌变的风险。

因此，对于咸鱼、咸肉等腌制肉类，建议孩子尽量少吃或不吃。

6. 烤肉串

羊肉串等熏烤食品，在明火熏烤过程中，食物中的蛋白质会发生变化，产生一些致癌物质。尤其是烧焦部分，致癌物含量更高。烤肉时冒出的烟气，也含有有害物质苯并芘。

7. 冷食

过多冷食进入胃内，会使胃黏膜血管收缩，胃液分泌减少，从而降低胃的消化能力及杀菌能力。

8. 果蔬干

果蔬干如果是自然风干或高温烘干的，比如葡萄干、桂圆干、干枣等，会损失一些维生素，这样的果蔬干还是可以食用一些的。

不过，现在很多市售的果蔬干脱水方法是油炸，这样不仅脱水速度快，还能使果蔬保持酥脆的口感。

但这样的果蔬干营养素损失很多，热量也大大提高，100 克果蔬干脂肪含量可高达 50 克甚至以上。也就是说，一半多都是油。吃这样的零食，不仅催肥，还会影响血脂健康。

9. 绿茶、红茶饮料

我们知道碳酸饮料、奶茶等，喝多了对健康不利。有的家长认为选择绿茶、冰红茶、茉莉花茶等这样的饮品，对身体会好一些。

其实未必。

大家可以看一下市售的一些常见红茶、绿茶、乌龙茶、茉莉花茶等饮料的配料表，排行前几位的通常是：水、白砂糖、果葡糖浆等物质，所以它们都属于高热量饮料。

在食品配料表中，添加量越大的配料排名就越靠前，所以我们在选购这类饮品时，要先看配料表，看清喝的主要是茶还是糖。

常喝高糖的饮品会导致 B 族维生素消耗、脱钙，引起胃肠不适、反酸烧心，损害机体健康。

为健康着想，对于瓶装的饮品，可优先选择矿泉水或纯净水。

10. 粗粮饼干

为了改善口感，很多粗粮饼干会加入油、糖、盐等，这样的饼干虽然好吃，但这些添加的东西把粗粮的很多优点抵消了。

选择粗粮饼干时，尽量选低脂、低热量、低糖的产品，不要选口感酥脆，甜味或咸味明显的。同样还是要看清食品标签，有些标榜"无糖"的产品，确实没糖了，但可能高油或者高盐。

11. 维生素软糖或维生素泡腾片

一些朋友喜欢用维生素软糖或维生素泡腾片来帮孩子补充维生素，觉得好吃又营养。然而，与维生素药片相比，维生素软糖中添加了白砂糖、果葡糖浆、麦芽糖浆等甜味物质。而一些维生素泡腾片里，钠含量非常高。

尤其对于小孩子来说，他们的糖盐限量要比大人还要低，如果日常饮食本来就不注意，再吃这类产品，就有糖或盐摄入超标的风险。好在这类维生素本身规格剂量不是太大。所以如果要吃，就一定得控制好一天中糖和盐的总摄入量。

12. 燕麦片、黑芝麻糊

燕麦、黑芝麻本身都是非常健康的食物，但是超市里售卖的燕麦片或黑芝麻糊不一定健康。

有些甜甜的速溶型燕麦片添加了奶精、麦芽糊精或糖精；有些黑芝麻糊产品中的黑芝麻添加量并不多，配料表中，植脂末、白砂糖、果葡糖浆等物质的含量甚至要排在黑芝麻之前，"芝麻糊"实际可能是"大米白糖糊"。

这种速食的燕麦片、黑芝麻糊虽然吃起来香甜可口，但口口都是能量。在选购这类产品时，同样要注意看清配料表及营养成分表。

13. 果汁饮料

在买果汁饮料的时候，大家可以看看配料表，特别是前三位，是否有果葡糖浆，现在很多果汁在生产中会加入果葡糖浆。

果葡糖浆摄入过多不仅会造成能量超标、加速体内脏器脂肪沉积，还会升高尿酸。

建议尽量以吃水果为主，即便是鲜榨的纯果汁，对孩子们来说，也建议尽量少喝或不喝，毕竟浓缩的果汁也浓缩了很多的糖分。

14. 酸奶饮料

酸奶饮料多了"饮料"两个字，它们跟酸奶并不一样。酸奶饮料是含有活性益生菌的乳饮料，主要成分是水、糖、香精和益生菌等，含糖量高，蛋白质、钙、维生素等营养物质的含量却比酸奶低得多。

购买酸奶时，尽量不要给孩子们买此类产品。

如何让零食成为正餐的有效补充

在一般情况下，一日三餐被称为"正餐"，其他时间里所食用的食品均可以叫作"零食"。零食可以提供正餐之外的能量。

如何给孩子们挑选零食？

如果让孩子们自己选零食，他们首先关注的是零食要符合自己的口味，其次关注的可能是零食包装上的卡通形象。买零食时能够考虑营养健康因素的孩子，毕竟还是少数。而如果以"好吃"为条件来挑选零食的话，孩子往往容易去挑选那些高盐，或是高糖、高油，抑或是兼而有之的零食，因为这类食物才更"有味儿"。

之前我们介绍过，危害孩子健康的几大"杀手"，包括高糖、高盐、高油的食物，以及含有反式脂肪酸和富含饱和脂肪酸的食物等，这些往往都是超加工食品。

什么是超加工食品呢？超加工食品就是经过一系列复杂工业加工而成的食品或饮料，通常含有多种食品添加剂，比如着色剂、香精、乳化剂、甜味剂、防腐剂、稳定剂、增稠剂等，在加工制成后无法分辨出食材的原貌。超加工食物包括饼干、面包、蛋糕、薯片、糖果、饮料、香肠、冰激凌等，而这些都是孩子喜爱的零食。

研究发现，食用超加工食品与肥胖、高血压、癌症、心血管疾病等各种疾病的患病率相关。如果孩子们从小习惯了吃这些超加工零食，日积月累，势必会影响健康。

因此，给孩子们选零食，尽量跟孩子们沟通好，少选那些经过深加工的食物，尽量优先选择新鲜、天然的食物，比如奶类、水果、部分蔬菜以及无添加的坚果等。这些都属于优选的零食，这些食物也是膳食宝塔图的重要组成部分。

当然，一点儿加工零食都不吃也不现实，家长可以跟孩子一起养成看食品标签的习惯，尽量选油、盐、糖含量低，且不含反式脂肪酸的产品。

根据《预包装食品营养标签通则规定》（GB28050—2011）：

钠含量小于等于120毫克/100克（固体）或100毫升（液体）的食品为低钠食品；含糖量小于等于5克/100克（固体）或100毫升（液体）的食品为低糖食品；脂肪含量小于等于3克/100克（固体）或小于等于1.5克/100毫升（液体）的食品为低脂食品。

如果孩子想吃一些高油、高糖的零食，那么建议搭配一些富含膳食纤维的食材，膳食纤维能够帮助肠道减少对脂肪及胆固醇的吸收。

此外，家长们也可以尝试自制零食，这里给大家一个示例：芝麻紫薯球。

【芝麻紫薯球】

材料：紫薯，牛奶，新鲜水果，芝麻，少量蜂蜜。

做法：

1. 紫薯蒸熟，然后去皮碾成泥；

2. 紫薯泥中逐量加入纯牛奶，调到能成团又不至于太稀的状态；

3. 加入少量蜂蜜，再次调匀，也可以不加蜂蜜；

4. 取适量紫薯泥团成球，然后在掌心压扁，包入草莓或其他孩子喜欢的水果块；

5.将紫薯球在芝麻中滚动，沾满芝麻即可。

营养点评：

这款零食包含粗粮、奶类、水果和坚果种子类，营养比较丰富。如果孩子当天已经摄入了其他含糖的食物，那么这道紫薯球里可以不加蜂蜜，水果本身就带有一些甜甜的味道。相对来说，黑芝麻的矿物质和抗氧化物质含量要比白芝麻略高一些，可以优先选择黑芝麻食用，当然也可以两种颜色的芝麻同时用，用黑色和白色芝麻分别做两种紫薯球，这对孩子来说可能多一些乐趣。

进食时要注意安全，尤其年龄小的孩子，吃水果块时要谨防窒息。

制作芝麻紫薯球的过程就像做手工一样，家长可以跟孩子一起互动。紫薯球中可以包不同的水果，这样孩子吃起来就像开盲盒一样，也比较有乐趣。这样不知不觉中，孩子与家人就增进了感情。也许将来孩子长大了，还能回忆起童年这样温馨的一幕。家长在日常生活中可以尝试多寻找一些类似的食谱，跟孩子一起多多互动。希望家长用心陪伴给孩子带来的幸福快乐，能够战胜那些深加工零食所带来的快乐。

能不能吃 "洋快餐"

"洋快餐" 适合孩子吗

大部分孩子都爱吃洋快餐，比如"汉堡＋炸鸡"。有些家长觉得，"洋快餐"既有主食，又有肉类、蛋白质，营养也挺全面，应该挺适合孩子的。真的是这样吗？

首先，汉堡中含有碳水化合物和蛋白质，这确实是一餐中必备的两种营养，但汉堡中带的蔬菜量通常并不多，达不到 100 克，一般也就 20 克左右，甚至更少。这个量是达不到正餐对蔬菜的需要量的，其提供的维生素不足以满足健康需要。

其次，炸鸡是裹上淀粉类东西之后再高温油炸制成的，这比不经过油炸的鸡肉所含的能量要高出几十倍。而且，鸡肉外面裹的淀粉在高温下反复油炸会产生丙烯酰胺。丙烯酰胺是 2A 级的致癌物，2A 级致癌物是指还没有关于人体致癌的证据，但对动物已有致癌的证据的一类物质。

快餐店里用来炸鸡的油，即使是很好的油，在高温下，其含有的脂肪和蛋白质也会发生变性。在这个过程中，将产生一些过氧化物，这些物质是攻击心血管的"杀手"。

另外，很多汉堡里会夹一片煎蛋，鸡蛋是比较吸油的食物，因此煎蛋也会带来很多油脂。

此外，汉堡和炸鸡中的含盐量也不低。比如，某快餐店的一款汉堡总共含有钠995毫克。我们之前说过，轻体力活动的一般成年人一天钠的摄入限额是2000毫克，吃一个汉堡，一天中钠摄入量的份额用去了将近一半。对孩子来说，这样的汉堡显然是不建议经常吃的。

所以，"洋快餐"吃起来香，看起来含有主食、蛋白质和一些蔬菜，但是深挖起来，它缺乏水溶性维生素，脂肪含量高，能量高，含盐量也不低。

因此，"汉堡＋炸鸡"这样的组合，只能偶尔为之，比如一周吃一次或者更长时间吃一次。如果隔一天吃一次或者天天吃，基本上就在危险的边缘了。

"洋快餐"怎么吃更健康

当然，我们说"没有垃圾的食品，只有垃圾的吃法"。有的快餐店的汉堡制作相对来说会健康一些，比如把精白米面的面包坯换成杂粮的。我们也可以搭配一份原味玉米或蒸红薯来吃，这样就做到了主食的粗细搭配。

同时，我们点餐时可以要求少放一些甜甜的酱料，或者在我们自己吃的时候把上面的酱料抹掉一些。不搭配那些甜可乐等饮料，而是搭配牛奶或者无糖的豆浆，这样就可以少摄入一些盐和糖，多增加一些营养。

在吃炸鸡的时候，我们可以把外面裹着的面去掉一些，以减少油脂和丙烯酰胺的摄入。

另外，可尽量选择一些蔬菜含量多的汉堡，或者再点一份蔬菜沙拉，或者我们自己带一些圣女果、黄瓜搭配着吃。这些都是改进西式快餐营养的好方法。

小孩子喜欢吃汉堡，如果我们总是拦截孩子的这份快乐，孩子总受束缚也会不高兴。所以，应用以上这些减盐、减糖、减油、加蔬菜、搭配牛奶或豆浆的做法，可以在一定程度上帮助他们吃得相对健康一些。

另外要申明的是，有时候我们总是说"洋快餐"是"垃圾食品"，其实一些中餐也是高糖、高油、高盐的食物，比如红糖油饼，堪称糖油混合物。就连最普通的一盘番茄炒鸡蛋，外面的餐厅要做得可口些，都可能要放 20 克糖来平衡番茄的酸味，还可能有 50 克油来让鸡蛋蓬松。

所以，判断食物是否相对健康，并非看它是中餐还是西餐，而是看具体的那一款食物的烹调方法，看其具体的油、盐、糖含量，以及饱和脂肪酸含量、反式脂肪酸含量。还要考虑其他成分，如亚硝酸盐、丙烯酰胺、多环芳烃、杂环胺、胆固醇氧化物等物质的潜在风险。

只要控制好一些风险物质的含量，并注意科学搭配食材，我们自己在家也可以为孩子制作相对健康的汉堡或者三明治。而且，这种吃法确实能同时满足对主食、蛋白质和蔬菜三者的需求，操作起来也比较便捷。

能不能吃有药残的食品

对于药残的问题，我们整个社会都要重视，但家长们也不要过于恐慌。实际上，现在的农药越来越低毒、高效、环保，一些高毒的农药已经被禁用了，只是不排除有个别商户还在非法使用。国家对此也有监管，来确保人民群众"舌尖上的安全"。

2022年，农业农村部组织开展了2次国家农产品质量安全例行监测工作，抽检蔬菜、水果、茶叶、畜禽产品、水产品等5大类产品106个品种130项参数14437个样品，总体合格率为97.6%，其中，蔬菜、水果、茶叶、畜禽产品、水产品合格率分别为97.1%、98.8%、98%、99.1%、95.8%。

所以整体上来说，我们的食品安全并没有那么恐怖。有时候，我们看到个别新闻报道说某地某蔬菜药残超标，可能就容易推理为天下大多数的蔬菜都存在药残超标的问题，继而产生恐慌，认为现在各种疾病高发有很大一部分原因是药残，然后这也不敢吃，那也不敢吃。日子久了，反而让自己的身体抵抗力下降，更容易患病。

当然，我们不要恐慌，但也不要忽视。一些药残可在体内蓄积，继而给健康带来危害。在生活中，有些降低药残摄入的小技巧，还是值得提倡的。

1. 好好清洗

我们日常在清洗果蔬时，要注意用流动的水冲洗，再用清水浸泡10分钟，不要浸泡太久。浸泡后再用流动的水冲洗，可以帮助去除一部分药残。有些朋友习惯用弱碱性的水（如面粉、淘米水）来清洗，也可以。

还有一些朋友喜欢用盐水清洗、浸泡水果，觉得这样洗得更彻底。坦白地说，这种方法我不提倡。盐去有害物质的能力并不见得比清水更好，而经过盐水浸泡之后，盐分进到水果里，吃这样的水果还会增加盐分的摄入量。

2. 加热

我们中餐习惯把蔬菜加热后食用，而常见的农药在高温下也会大量降解。一些凉拌菜也可以沸水焯水后再食用。

3. 去皮

一些能去皮的果蔬，我们可以去皮后再食用，一些蔬菜也可以去掉外层的叶子，这样同样可以降低药残的摄入。

4. 通风

一些耐储存的果蔬，通风放置，药残也会消失一些。

此外，我们也可多关注当地监管部门的相关网络平台，及时了解当地食品安全抽检的结果。有个别蔬菜，比如豇豆，上黑榜的频率可能会相对高一些。日常购买食物，尽量选择正规渠道，比如大品牌的连锁超市，其进货渠道相对于路边小摊来说，会多一些保障。

另外，在可以选择的情况下，优先选应季的果蔬。不管是口感、营养还是安全性，相对来说都比较高。有些大棚种植的反季蔬菜，其药残超标的可能性，相比应季蔬菜要高一些。因为大棚中气温较高、湿度大，蔬菜病虫害比较严重，导致农药使用量较大。而大棚光照不强、通风不好，不利于农药降解，在超量使用的前提下，易出现蔬菜药残超标的问题。

还有一些人认为带虫眼的蔬菜没有药残，所以买菜的时候愿意买这种菜。其实不一定，带虫眼与没有药残之间没有必然联系。

总之，我们可以利用以上方法来降低药残带来的风险，不要因此就不敢吃水果、不敢吃菜了。同时，有句话说："万物皆有毒，只要剂量足。"我们不要一听到药残就联想到"毒药"，却忽视油、盐、糖这类我们认为无毒的物质，如果油、盐、糖摄入超标了，同样是"慢性毒药"，会给人体带来危害。

能不能吃"激素鸡"

鸡肉与牛肉或猪肉相比，蛋白质含量高，脂肪含量低。而且，鸡肉蛋白质中富含人体全部必需的氨基酸，是优质蛋白质的重要来源。此外，鸡肉蛋白质的消化率高，很容易被人体吸收和利用。同时，它也是磷脂的重要来源。所以，推荐大家常吃鸡肉。

鸡肉真的有激素吗

在生活中，我们经常听到这样的说法："现在的肉鸡，都是速成鸡，打了激素，孩子吃了性早熟。"

那么，这种说法是真的吗？

使用激素在中国及世界上都是明令禁止的。肉鸡品种生长速度本身就很快，这是品种的优势，也是现代科学喂养方式取得的成果，没有必要额外使用激素给鸡催熟。激素的成本很贵，技术要求也复杂，应用后可能反而导致小鸡生病，得不偿失。

除了激素，还有一种让很多人担心的物质，就是抗生素。但总的来说，我国畜禽药残留合格率近些年一直稳定在较高水平。

鸡肉购买建议

当然，也不能排除个别商家滥用药物的可能。如果不放心，这里给大家两个建议：

一是可以通过正规大型超市购买鸡肉；

二是不要经常、大量地吃鸡肉。

膳食指南建议6～10岁的孩子平均每天食用禽畜肉40克（生重）。在日常生活中，不管是鸡肉还是其他的肉，不要总是只吃一种，应该交替着吃，各种肉类摄入量都不要超过膳食指南的建议量，这样相对来说安全是有保障的。全面、均衡、适度的饮食，既能均衡营养，也能平摊风险。

坚果安全要注意

我们在之前的内容中，提倡 6 岁以上的孩子，如果没有过敏等特殊情况，在保证安全、谨防窒息的前提下，可以适当吃一些原味的坚果碎。选择坚果时一定要注意，不要吃发霉、有哈喇味儿的产品。

如果坚果发苦、发霉，可能存在剧毒物质黄曲霉毒素。

黄曲霉毒素具有极强的毒性和致畸性、致癌性，这种毒素会损伤肝脏，中毒后轻则导致呕吐、腹痛、肝炎、水肿、黄疸，重则导致肝癌。

有些朋友家里储存的花生有些发霉或者反潮，觉得重新炒一炒、烤一烤就可以吃。事实上，这种做法是无法去掉黄曲霉毒素的。而且，如果炒或烤的时间过长，还会生成其他对身体有害的成分。

为了安全起见，如果储存的坚果有点发霉或者颜色不正常，千万别吃。吃到发霉或苦味的坚果时应马上吐掉并漱口。

另外，坚果中不饱和脂肪酸含量通常较高，保存时间过久或者储存方式不当，很容易氧化酸败，出现哈喇味儿。

这时，坚果不仅风味变差，油脂酸败变质所产生的物质，如小分子的醛类、酮类等，还会威胁身体健康。大量食用，可能会引发腹泻或者造成肝脏损伤。

除了以上要点外，还要注意，并不是所有的坚果都是可以安全食用的。

杏仁是常见的、很受孩子们欢迎的一种干果，也有很好的营养价值。杏仁里含有对身体有好处的油脂，可以润肠通便。

杏仁分为甜杏仁和苦杏仁两种：我国南方产的杏仁属于甜杏仁，味道微甜；北方产的杏仁则属于苦杏仁，带苦味，多药用。

需要警惕的是，苦杏仁中有一种成分叫苦杏仁苷，可在苦杏仁酶或胃酸的作用下水解产生氢氰酸。氢氰酸可抑制呼吸酶的活性。因此，食用苦杏仁中毒，轻则可致头痛头晕、恶心呕吐，重则呼吸麻痹，乃至死亡。

中草药中的苦杏仁需要进行特殊炮制处理，以降低毒性，但也不可多吃，具体用量要严格遵医嘱。孕产妇和幼儿不宜吃苦杏仁。

需要补充说明的是，可造成中毒的是苦杏仁，而市面上卖的美国大杏仁和甜杏仁是可以适量食用的，甜杏仁中的苦杏仁苷含量不高，所以毒性也不高。一般成年人每天食用坚果量不要超过 10 克，儿童可以适当减量。

除了苦杏仁，秋天的时候，很多朋友会在银杏树下捡白果吃。白果也算一种坚果，很多人吃白果却吃出了问题。有新闻报道，一名 2 岁男童，吃了 20 颗白果，一小时后倒地，全身剧烈抽搐，最终不治身亡。

白果中含有白果酸和白果二酚等有毒成分，过量食用会损害神经系统。白果中的有毒成分可溶于水，加热后毒性会有所降低。因此，食用白果前应彻底加热、去皮、去芯，并反复在清水中浸泡。

不过，即使是处理过的白果，毒素也并不能完全去除。为了安全起见，成年人每天食用量不要超过 7 粒，未成年人不要超过 5 粒。儿童是更容易发生白果中毒的群体，建议 6 岁以下儿童禁食。

蚕豆危害要清楚

我们推荐大家适量食用杂豆。蚕豆是杂豆的一种，但对部分家长来说，一定要对它加以警惕。稍有不慎，甚至可能危及孩子的生命。

曾有新闻报道，某地一名 3 岁患儿突发高热、脸色苍黄、口唇苍白，尿液颜色呈酱油样。经检查发现，这一切都是蚕豆病导致的。所幸经过抢救，最终康复。

蚕豆病属于基因缺陷，是遗传性血液系统疾病，通常是由于进食蚕豆、蚕豆制品或母亲食用蚕豆后哺乳婴幼儿引起的。它是一种急性血管内溶血性贫血疾病，蚕豆病诱发溶血可能与蚕豆中的巢菜碱苷、蚕豆嘧啶类等物质有关。该病在我国的发病率呈"南高北低"的特点。

蚕豆病发病的时间主要集中在春、夏蚕豆上市的季节。其特征为起病急，早期有疲倦、头昏、恶心、呕吐、腹痛的症状，继而出现黄疸、贫血、血红蛋白尿。严重者可引起昏迷、惊厥和急性肾衰竭，甚至出现多脏器功能衰竭而导致死亡。

如果食用蚕豆后出现头晕、恶心、皮肤发黄、尿色加深的情况，要及时到医院救治。

新生儿可以通过血液检查来进行相关疾病的筛查。蚕豆病可以确诊，但无法根治，患者应远离蚕豆、含有蚕豆的加工食品、樟脑丸以及一些药物（具体的禁忌药物清单可以咨询相应科室的医生）。

"荔枝病"要警惕

荔枝味道甜美，深受孩子们喜欢，其维生素 C 含量达到了 41 毫克 / 100 克，还含有钾等矿物质。但要注意的是，不要空腹吃太多荔枝。"日啖荔枝三百颗"是万万不可取的。

荔枝中含有降血糖素 A 和亚甲基环丙基甘氨酸。这些物质在没有成熟的荔枝中含量较多，若空腹大量摄入的话，在体内会干扰人体生成葡萄糖，从而导致急性低血糖，甚至危及生命。对于身体机能尚未完全发育的孩子来说，荔枝吃太多，发生"荔枝病"的风险更高。

此外，荔枝的含糖量高，是西瓜的 3 倍。吃多了荔枝，还可能会出现腹胀、牙龈肿痛、嘴角起泡等症状。

一般来说，没有血糖问题的健康成年人一天可以吃 10 个荔枝，孩子要减少一半，一天吃 5 ~ 6 个荔枝即可。

血糖异常或者胃肠功能较差的人、容易对荔枝过敏的人，尽量少吃或不吃荔枝。

分餐习惯很重要

我们传统的饮食习惯并不讲究分餐制，无论是自家吃饭、亲友聚餐，还是出去参加街坊邻居的婚礼，都是大家坐在一起吃几盘菜，显得亲切、热闹。

这种进餐方式，相当于将含有自己口水的筷子反复接触蔬菜和菜汤，不知不觉中就"共享"了唾沫。需要大家重视的是，"共享"的可不仅仅是唾液，还可能有致病微生物。根据世界卫生组织统计，在疾病的各类传播途径中，唾液传播是主要途径之一。中国有句老话叫"眼不见为净"，但我们看不见，不代表微生物就不存在。

有时候，我跟一些老年朋友推荐分餐制的时候，他们会说这样做伤感情、伤面子，不好意思在别人面前"讲卫生"，不好意思"臭讲究"，好像这样做是在嫌弃同桌人"脏"或"有病"。还有的老人认为分餐制打破了文化传统，认为我们应该保留老祖宗留下来的饮食习惯，毕竟大家世世代代都是这么吃饭的。

但在这里我想说，在推行分餐制这件事情上，"讲科学""讲卫生"

应该排在"讲感情""讲面子""讲传统"之前。毕竟共同进餐，关系的不仅仅是自己的健康安危，也关系到大家的健康安危。大家好才是真的好。所以，我们可以勇敢一点儿，去打破常规、打破风俗。

为什么说分餐制是讲科学、讲卫生的呢？

有一种疾病的传播方式，叫作"粪口传播"。"粪口传播"主要是指细菌、病毒、寄生虫等通过大便排出体外，然后又通过饮食进入人体消化道，从而感染人。

可发生"粪口传播"的传染病主要是消化道传染病，经过消化系统感染、传播，如霍乱、伤寒、痢疾、沙门菌腹泻、甲型肝炎、戊型肝炎，还有小孩子中常见的轮状病毒腹泻和手足口病等。

如果人畜粪便中的致病微生物污染了周围的环境，包括水、土壤、昆虫等，进一步又污染了人们接触的食物、物品、手部，最终又进到人们的消化道中，就会导致疾病的发生。

预防胃癌，就要重视分餐制。这跟幽门螺杆菌有关，幽门螺杆菌寄生在胃幽门附近，它能够破坏胃黏膜，导致胃溃疡，甚至使胃部发生恶性病变。而感染者的牙菌斑和唾液中含有幽门螺杆菌，在不分餐的情况下，更容易传播。有数据显示，我国儿童幽门螺杆菌感染率为29%～64%，其中12岁以上儿童感染率超过50%。

实行分餐制，可以帮助人们减少粪口传播、口口传播疾病的风险。而且，分餐制有利于控制好进餐量，能更好地掌握各食材的配比，可避免进餐过多引起体重超标，也不浪费食物。

所以，推广分餐制是非常重要的防病措施。平时家中可以买一些不同颜色的碗筷，分清你我，各自用对应颜色的餐具。就餐前把食物按需分配到个人的餐盘中，夹菜时使用公筷，不要用沾过自己唾液的筷子给孩子夹菜。在外就餐时，也提倡跟餐厅工作人员要公筷、公勺，并勇敢且友好地跟亲朋好友们倡导分餐制，不要让他们用自己的筷子给孩子热情地夹菜。

希望经过我们的努力，可以打破传统，让大家养成与时俱进的饮食习惯。

图书在版编目（CIP）数据

协和专家给中国儿童的营养指南 / 于康著 . — 杭州：
浙江科学技术出版社，2024.1（2024.3 重印）
　ISBN 978-7-5739-0861-2

　Ⅰ.①协… Ⅱ.①于… Ⅲ.①儿童—营养学—中国—
指南 Ⅳ.① R153.2-62

中国国家版本馆 CIP 数据核字（2023）第 189790 号

书　　名	协和专家给中国儿童的营养指南
著　　者	于　康

出版发行　浙江科学技术出版社
　　　　　　杭州市体育场路 347 号　邮政编码：310006
　　　　　　办公室电话：0571-85176593
　　　　　　销售部电话：0571-85062597
　　　　　　E-mail: zkpress@zkpress.com
排　　版　北京东安嘉文文化发展有限公司
印　　刷　河北鹏润印刷有限公司

开　　本	700mm×980mm　1/16	印　　张	17.75
字　　数	220 千字		
版　　次	2024 年 1 月第 1 版	印　　次	2024 年 3 月第 2 次印刷
书　　号	ISBN 978-7-5739-0861-2	定　　价	68.00 元

责任编辑	唐　玲　陈淑阳	责任校对	张　宁
责任美编	金　晖	责任印务	吕　琰
文字编辑	刘映雪